台所に大きなスプーンを置いてはいけない　起床後一時間以内にＳＮＳをしてはいけない　窓のない部屋で長時間仕事をしてはいけない　満月の夜に喧嘩をしてはいけない　月曜日に張り切ってはいけない　ゴールデンウィークに海外旅行をしてはいけない　愛し合うなら夏を逃してはいけない　スキーに行く約束をしてはいけない　「最近、怖い夢が多い」と感じたら、妊娠したい人はセックスしてはいけない　片頭痛もちの女性は、日めくりカレンダーを使ってはいけない　パートナーを焦って決めてはいけない　受験勉強中の子どもにおやつを用意するタイミングをまちがってはいけない　オーロラを見に行ってはいけない　更年期を過ぎた女性はシフトワークに就いてはいけない　夫が定年退職したら、同じ寝室で眠ってはいけない　推理ドラマを人と一緒に見てはいけない　孫の運動会を欠席してはいけない　雷の日は運動してはいけない

40代以上の女性がやってはいけないこと

体内時計を味方につけて健康になる

大塚邦明
Kuniaki Otsuka

春秋社

はじめに

永遠の女性、われらを高みへ引きゆく

（『ファウスト』悲劇第二部、中公文庫、手塚富雄訳）

私は時間医学の専門医です。病院に行くと、「〇〇科」「〇〇科」と診療科が分かれていますね。時間医学というのは、このように不具合が生じている部位・器官ごとに診るのとは違うアプローチをとります。全身のコンディション、患者さんの生活環境に注目し、対処療法ではなく日々の暮らしの中で予防・改善することをめざします。

私の医師人生を振り返ると、この時間医学と出会う契機となった出来事がいくつかありました。

医師になると誓った日

私の母は体が弱く、私の物心がついた頃から、たびたび意識消失を繰り返していました。私が高校生だったある日のこと、母が「胸がしめつけられるように苦しい」と訴え、目の前で突然倒れました。まわりには誰もいません。どうすることもできず、時間がすぎていきます。その間、私にできたことは、大きな声で助けを呼ぶことだけでした。

幸い母はすぐに意識を取り戻しました。あとになって、母はこのとき死のふちを彷徨っていたと教えてくれました。

「大きな川が見えて、あちらの川岸に黒い服の黒い顔の人たちがずらっと一列に並んでいて、手招きをしているの。川の向こうは明るく光り輝いていてね。『おいで、おいで』と呼ばれ続け、なんだか気持ちがよくなってあちらに行こうと思ったとき、お前の叫ぶような呼びかけが聞こえて、目が覚めたのよ」

というので、私は驚いてしまいました。

母は脈なし病（高安動脈炎）という奇病を患っていました。脈なし病は大動脈の炎症によって血流が悪くなる病気で、手首などで脈をとることができなくなってしまうことからこの病名がついています。日本人によく見られ、一〇代から三〇代に多く、なかでも最も発症する頻度が高いのは二〇代といわれています。男女比は約一対九で、妊娠や出産を契機に脈なし病が再燃することがまれにあるので、特に女性は注意したい病気の一つです。

母は脈なし病とともにモヤモヤ病というやっかいなものを合併していました。脳の血管を調べる造影検査で、タバコの煙のような〝モヤモヤ〟とした異常血管網が見えることからこの名がつきました。脳の血液が不足することによって一時的に手足の麻痺や言語障害、失神発作が起こります。男女比は一対八で、こちらも女性に多くみられます。五歳前後の小児のほか、三〇~四〇歳の女性に多い病気です。

脈なし病とモヤモヤ病は、今もって原因不明ですが、ある程度のことがわかってきた現在では、治療の指針も確立し、治療可能な病気になりました。しかし、母がこの病気を患っていた頃はどの医師を受診しても首をひねるばかりで、手の施しようがないと匙を投げられていました。その経験から、幼かった私は医師になろうと決心したのです。

さて、二二歳のとき、その脈なし病と偶然再会する機会がありました。一九七一年の春、九州大学医学部の学生だった私は、勝木司馬之助《しばのすけ》教授の最終講義をうけました。最終講義というのは定年で退官する教授が行なう最後の臨床講義のことです。その頃、九州大学の臨床講義は、階段教室で行なわれていました。ローマのコロッセオを小さくしたような部屋の中央には底のような空間があります。それを取り囲むように階段状の座席が作られていて、そこに医学生一〇〇人が座ります。教授の診察の仕種を悉《つぶさ》にみることでそれを体得していくためです。CTやMRIなどの画像情報がまだなかった時代です。正しい診断を施す上で、診察の占める役割は今よりも多大でした。

講義は、一人の患者さんの診察からはじまりました。内科の診療というのは謎解きのようなものです。シャーロック・ホームズのように、患者さんのからだが投げかける無言の言葉を丁寧に聞き取ることから、病気の謎解きが始まっていくのです。まず顔貌から全身の表情をよみとることから始まりました。からだの症状は全て顔の表情に表れています。それをどのようによみとっていくかを教授は教えてくれました。次いで脈をとりました。脈拍は一拍毎に微妙に変化しています。この脈のゆらぎに、脳と心の動きが表れるというのです。さらに頭から足先までの視診、触診、打診、聴診をおこなっていきました。

そのあと、学生の一人が指名され患者さんの側に呼ばれました。見よう見まねで診察を真似ていくのですが、やがてその学生はとまどった表情を見せました。脈に触れないというのです。何度試みても、うまく脈をとることができません。この患者さんは脈なし病だったのです。

患者さんを病室に返したあと、教授は脈なし病、そして合併しているモヤモヤ病について、私たちに教えてくれました。母を苦しめた病気のことを、ようやく詳しく知ることになったのです。自分は医者になるぞと決意をあらたにした瞬間でした。

勝木教授は、水俣病、戦後最大の炭鉱事故といわれる三井三池炭鉱の一酸化炭素中毒事故、カネミ油症など、六〇年代～七〇年代の公害病、原因不明といわれていた難病を次々と解明した医学者です。見えないものを見ようとする強い情熱をもった、私の尊敬する医師の一人です。その本質を見逃すまいとして病気をみるとき、まるで不動明王のような威厳が全身から迸《ほとばし》っていました。その先生が、「脈なし病は原因不明で、治療指針も明らかではない。君たち医学生諸君の今後の活躍に期待する」と激励したことが、医学生の私の心をつよくうちました。

予防医学に目覚める

勝木教授は予防医学を重視し、「久山町研究」を始めた医師です。福岡市に隣接した、人口約八四〇〇人、全国平均とほぼ同じ年齢・職業分布で構成された久山町という町があり、この町の住民を対象にした脳卒中、心血管疾患などの生活習慣病の疫学調査が、久山町研究とよばれています。一九六一年春から九州大学第二内科の全教室員を動員して全住民を対象とする健康診断システムを開始、勝木教授の退官後は尾前照雄教授が受け継ぎ完成させ、今も調査を続けています。

予防医学というのは、その名の通り病気を未然に防ぎ、たとえ病気になっても早期発見、早期治療をすることによって重症化や再発の回避をめざすための学問です。住民の日頃の生活を調査し続ける久山町研究は、言ってみればひとつの予防医学でした。人々の暮らしの中に医学の真実がある。健康のあり方を示す何かがある。そう思ったからこそ、勝木教授、そして尾前教授は予防医学に力を注いだのではないでしょうか。彼らは対処療法的な西洋医学には限界があるということに気づいていたのだと思います。

自分自身が時間医学・老年医学の専門家となって、そのことがようやくわかってきた気がします。何かあってから手を打つだけではなく、病気の原因を解明することが大事だということを、私は長年の研究と臨床によって身に染みて理解しました。病を根幹から知ることは、医療に直接結びつく鍵となり、ひいては医学の発展にもつながるのです。

なぜ生活治療が必要か

久山町研究開始から遅れること三〇年、忘れもしないできごとがありました。心臓の血管に関する追跡研究の報告が発表されたのですが、それは医師にとってショッキングな内容でした。心筋梗塞や重症の狭心症を患うと、しばしば致命的な不整脈が出現します。当時、医師はその重症不整脈をどのように治療するか躍起になっていたのですが、その報告によれば、その不整脈を薬で治療するとかえって寿命が短くなってしまうというのです。真実は人の想像を超えるということをこの研究報告は知らしめていました。

医学は人智の結晶ですが、科学は万能ではありません。薬もまたしかりです。

エビデンス・ベースド・メディスン（ＥＢＭ）という言葉を聞いたことがありますか？

科学的根拠に基づく医療という意味で、私たちがふだん病院で診療してもらったり処置や投薬をしてもらったりする際の前提となる概念です。

文明と文化の繁栄は約五〇〇年周期で起こります。太陽の周期性変動もまた五〇〇年周期で、文明の発展がそのスパンに対応しているのは大変興味深いことです。たとえば、ソクラテス、プラトン、アリストテレスを中心に栄えたギリシア文化（紀元前四〇〇年頃）、ホラチウスのラテン文学やキケロの活躍したローマ文化（西暦一〇〇年頃）、キリスト教建築・美術が栄えた東ローマのビザンツ文化（西暦六〇〇年頃）、ロマネスク式建築の美術文化とスコラ哲学などを生んだ西洋中世文化（西暦一一〇〇年頃）を考えると、腑に落ちるでしょう。そしてルネサンス（シェイクスピアやデカルト、パスカル、スピノザなどがあらわれた西暦一六〇〇年頃）から五〇〇年ほどの現代では、コンピュータによる通信・情報技術が盛んなＩＴ文明が栄えています。医学の世界においても、これまでわからなかった病気の実態がみえてきました。この五〇〇年の間、人間は次々に医療技術を発明し、薬物治療も大きく発展しました。感染症から乳幼児を救い、周産期の疾病を予防し、結核などの重症化する感染症を撃退し、今ではがんまでが治療できるようになりつつあります。

しかし、そのあげく患者は検査と薬に縛られ、ひどい場合は一〇種類の薬を病気予防・

治療の名目で服用し続けています。もし、これが文明社会のなれの果てなら、健康とは一体なんなのでしょう。病気の原因や病状は人それぞれ。同じ病気であっても薬剤の効果は千差万別です。薬に頼っていれば解決というわけではないのに、そのことを私たちは十分理解していないのです。

ちなみに、副作用のない新しい治療法として免疫治療が注目されていますが、現時点では注意が必要です。二〇一八年に京都大学の本庶佑博士がノーベル医学生理学賞を受賞し、一段と注目されました。本庶博士の研究は免疫力の一端を解明したすばらしいものですが、医療に応用するにはいくつもの大きな関門が残されています。たとえばコロンビア大学のがん専門医シッダールタ・ムカジーの報告書を紹介しましょう。ある白血病の少女に免疫治療が施されました。免疫細胞は見事なほど正確に白血病細胞をみつけ狙い撃ちし、病気が軽快するかのようにみえました。ところが治療を開始して数時間後、血圧が急激に低下し、高熱が出て、腎臓の働きがどんどん悪化していきました。免疫治療の副作用が現れたのです。血管で血が固まり、からだのいたるところから出血が始まり、やがて少女はこん睡状態に陥ってしまいました。このように新しい治療法には危険が伴うことがあり、治療のためのエビデンスはまだまだ十分ではありません。免疫治療は、いったん施してしまうと元の体にはもどれません。膠原病やエイズに似た重症の免疫疾患が誘発されてしまう危険性もあります。安全に使えるようになるまで、医学的エビデンスの確立を待ちましょう。

話しがそれましたが、言いたいのは、エビデンスには意味があるということと、それでも科学は万能ではないということです。日頃、診療するときに医師が依拠する、臨床データや数値にもとづいたエビデンス・ベースド・メディスンだけでは不足だということもまた、ぜひわかってほしいのです。

私はエビデンスから得た知識に加えて、「薬にできるだけ頼らない」という発想とともに、いわば生活医療の視点で治療を実践したいと考えています。時間医学を専門にしているると、日々の暮らしを視野に入れなければわからないことがたくさんあります。この世に誕生した瞬間から命の火が消えるその日まで、人間は季節、環境、宇宙のリズムとともにあります。生まれて老いて死ぬということを人類は薬の発明よりもずっと前からやっているのですから、まずは生活スタイルを見直すことが必要だと思うのです。

日本はすでに超高齢社会ですが、今はそれに拍車がかかっています。近い将来、心身に不都合を抱える八〇歳以上の高齢者であふれかえるでしょう。病院は患者さんで一杯、医療の恩恵を受けられる人は一握りになることは目に見えています。そんな時代だからこそ、薬だけに頼らない工夫が求められるのです。

女性は体内時計が狂うとピンチ

さて、私の専門である時間医学について詳しく説明しましょう。「時間生物学」という言葉を聞いたことがありますか？　二〇一七年、生物の時を刻む仕組みを研究してきたマイケル・ロスバシュ、ジェフ・ホールとマイケル・ヤングという科学者がノーベル医学生理学賞を受賞しました。それをきっかけに、時間生物学を知ったという人が多いかもしれませんね。時間生物学という、生物の体内時計、生体リズムの研究を医学に取り入れたのが、時間医学です。

私たちのからだには、人類が環境に適応してきた歴史が刻まれています。人類誕生以来、朝がくれば目を覚まし、夜になれば眠る生活をしてきました。ところが、現代では夜になっても明るい場所で過ごしたり、ノンストップで働いたり、夜勤やシフトワークに従事したりすることが可能になりました。自然のリズムと関係なく活動すると、生活リズムが乱れていき、体内時計に異常があらわれて生体リズムが狂っていきます。昨今では、それが原因で肥満、高血圧や糖尿病などの生活習慣病、もの忘れや抑うつ気分があらわれたり、がんになったりすることが確認されています。体内時計の狂いがアルツハイマー病の重要な一因ではないかと疑う指摘もあるほどです。

面白いことに、乱れた生活を送っていても、生体リズムに異常があらわれない人が存在します。どんなタイプの人があらわれやすく、どんな時、どんな環境にあると体内時計が影響を受けるのかということも、ある程度わかってきました。

人間は生体リズムという、リズミカルに繰り返す約二四時間の波長をもった波のようなものをもっています。その波の大きさと形は男女で違い、個体差はもちろんあるのですが、一般的にいって、女性は男性よりも不規則な生活の影響を受けやすい傾向があります。そもそも女性の生体リズムは、妊娠と出産をする際に最大限、ホルモンと免疫の力を駆使するため、男性のそれよりもパワフルにできています。ところが、四〇代をへて五〇歳を過ぎると、動脈硬化や骨粗しょう症を予防し、心筋梗塞や認知症にならないように働いていた女性ホルモンのエストロゲンが急激に減少します。それとともに女性の生体リズムが弱体化し、体内時計が狂いやすくなるのです。排卵前後や月経前に影響を受けやすいのですが、閉経前後にも乱れやすくなり、さまざまな不調があらわれます。のぼせやほてり、異常なほどの発汗や手足の冷え、動悸や頻脈、腰痛や膝関節痛などがあらわれ、体調の変化が起こりやすくなり、抑うつ、不眠に悩まされ、日常生活に支障をきたすこともあります。感情の起伏が激しくなる人もいるでしょう。

そこに輪をかけて、現代の文明社会が追い打ちをかけます。不規則な生活をくり返すことが、当たり前のようになってしまった私たちの社会では、女性は男性以上に、生活リズムを整える工夫が大切なのです。体内時計の乱れを予防し、回復するための工夫がひときわ必要だということを、わかっていただけたでしょうか。本書が四〇代以上の女性に焦点を当てたのもそこに理由があります。

生体リズムの知識があれば、自分でよりよく対処する術があります。この本は、読者が医学知識を増やし、病気にならないための生活習慣を身につけるのに最適です。最新の医学と医療の現況を紹介し、できるだけ日本人を対象にしたデータで確認されているエビデンスに基づき、生活治療を具体的に紹介していこうと思います。健康寿命をのばすために生活スタイルを見直し、その知恵をどのようにいつ実践すればよいのかを、ぜひ学んでください。

本書は、予防医学の観点で、敢えて「薬頼みの医療」を捨て、日常生活の見直しにその活路を見いだすことに焦点を絞りました。日常生活をどのように工夫すれば健康が維持できるのか。病を治し、健康に近づくための生活の知識を、どう実践すればよいのか。そのヒントをあますことなく提供したいと思います。

40代以上の女性がやってはいけないこと　目次

はじめに

第1章　体内時計の不思議

第2章　女性はなぜ不調に陥りやすいのか

第4章　健康と幸福のためにやってはいけないこと

40代以上の女性がやってはいけないこと

——体内時計を味方につけて健康になる

第1章　体内時計の不思議

窓の外を吹き抜ける風の音が、過ぎ去った、遠い昔の情景を、記憶の中から呼び戻してくれます。

（略）

ところで、いま、この瞬間に思い出している「過去の記憶」は、かつて経験した「ほんとうの過去そのもの」ではありません。

だって、「過去」は、遠くの昔に過ぎ去ってしまっていて、いま、ここには存在しないからです。

となると、過去という時間は、どこに行ってしまったのでしょうか。

（『14歳のための時間論』佐治晴夫、春秋社）

私たちは日頃、現在の時刻を正確に把握し、同時に数時間後を予測しながら行動しています。これと同じような働きが、人間のからだにはそなわっています。これを可能にしているのが体内時計です。体内時計は、昼と夜の訪れを予測し、環境の変化に適応するために生体リズムを生みだしています。たとえば、体温や血圧や脈拍は夜になると低くなり、朝から昼にかけては高くなります。ホルモンには昼間に分泌がふえるものと、夜間にふえるものとがあります。いずれにしても、昼夜のリズムは逆転することがありません。これは二四時間で一回りする体内時計の働きによるものなのです。

一日は二四時間、人は二五時間

体内時計は、地球に棲む全ての生物に備わっています。地球が誕生して以来、生物は数十億年という年月をかけて進化してきました。その過程で、宇宙のリズムを生命の中にコピーしてきました。

体内時計を私たちはどのようにして身につけたのでしょう。私たちのからだは、地球の自転のリズム（約二四時間）や、月の満ち欠けに伴う潮汐リズム（約一二時間）、そして太陽の周りをめぐる公転周期である約一年のリズムを、体内リズムとして獲得しているといわれています。時計の仕組みは、地球上に棲むどの生物もほぼおなじです。その理由は、生物が急速に多様化したカンブリア紀よりも前に、生物が体内時計を身につけたためだと考えられています。

さて、私たちのからだには、約二四時間のリズムが刻印されていると説明しましたが、正確には、地球の自転よりも一時間ほど長い、二五時間が人間にとっての一日です。そして、この一時間のギャップにこそ、実は生命の不思議な仕組みが潜んでいます。

人はこの一時間のずれを、朝日を覚まし、光を浴びることで調整してきました（光の中の青色のスペクトル成分に、それを可能にする働きがあります）。時刻を知る手掛かりのない暗闇や洞窟の中で生活すると、からだのリズムが地球のリズムと少しずつ離れていくことがわかっていますが、これは二五時間時計の針を光でリセットできないからです。

ミネソタ大学のフランツ・ハルバーグ（一九一九〜二〇一三）は、二五時間周期のリズムを「サーカディアンリズム」と名づけました。サーカとは「概そ」、ディアンとは「一日」を意味するラテン語です。

およそ一三八億年前、ビッグバンによって宇宙が誕生しました。以来、時間と空間が生まれ、宇宙は膨張し続けています。そして、水の分子に物質が結合し、生命が誕生するのは、今からおよそ三八億年前のことでした。

月や太陽が地球の海水に影響してブレーキをかけているため、地球の自転はわずかずつ遅くなっています。珊瑚の化石に刻まれた縞模様の構造を解析してみると、一〇〇年につき一・四ミリ秒のペースで一日が長くなっていました。そして、生命が急速に多様化した約五億年前のカンブリア紀の一日の長さは、約二一時間。人類があらわれる前の霊長類時代、つまり約三五〇〇年万年前は、二三・五時間くらいでした。生物は長い時間をかけ、変化を察知し適応する術を遺伝子の中に組み込んできました。人間が光を浴びることで二五時間の体内時計の針を合わせるという仕掛けは、その証です。

人類が手に入れたこころの時計

さて、さらに人間のこころに作用する時計も存在します。

私たちは、時間は過去から未来へと流れていくと考えています。しかし、この認識は正しいのでしょうか？　砂時計の砂は上から下へと落ちていきます。砂時計のくびれたところが現在としましょう。上が未来で、下が過去。すると、時間は未来から過去へと流れていくといえないでしょうか？

時の流れはどうでしょう。時計の針がすすむように速度は一定なのでしょうか？　浦島太郎のお話を思い出してみましょう。太郎が竜宮城で乙姫と楽しく過ごした三年は、地上では七〇〇年の時間に相当していた、というおとぎ話です。

相対性理論的にいえば、浦島伝説と同じようなことは起こりえます。光速の宇宙船で宇宙旅行をしたとしましょう。そして地球に帰ってくると、何倍もの速さで時が流れているのです。物理学の世界ではこれを、ウラシマ効果と呼んでいます。時間はまさに不思議な存在です。

人間の時間感覚もまた一定ではありません。ぐっすり眠った翌朝はすがすがしく、体もきびきび動き、仕事もはかどります。こういう朝は時間が速く流れていく気がしませんか？　ところが夕方に近づくと、からだの動きは遅くなり、時が経つのがゆるやかになるでしょう。会社で気まずいことがあった場合はなおさらで、退社時間はなかなか近づいてきません。

このように、一定の速度で流れているはずの時間が速くなったり遅くなったりすることを、私たちは体験的に知っていますね。これは、体内時計の仕業です。

人間がもつ時間の感覚もまた、長い年月をかけて培われたものです。およそ七万年以上も前、私たちの祖先ホモ・サピエンスはアフリカを出て、世界に拡散し、人間文化をつくっていきました。肉食し、栄養価の高い食物を摂ることで脳を大きくし、予測や想像を可能にする知性を発達させました。その結果、相手の心を読み、複雑な人間関係を理解するようになります。食の変化が、人間ならではの「こころの時計」を発達させることにつながったのです。

人類は長い時間をかけて、知能を発達させていきました。マンモスなどの大型動物や自然の猛威から身を守るには、太陽や月の運行で時を知ることだけでは不十分です。夜明け前に目を覚ましたり、数時間後にどんなことが起きるか予測し、それに対応して生きていく手立てを身につけたりする必要がありました。

人類は日々、動物に襲われる恐怖、そして自然がもたらす影響と背中合わせです。それゆえ、怯えや不安といった嫌な感情に対峙する時間が速く過ぎ去るように、時間感覚を調整する術を手に入れたのです。私たちは、会社で気まずいことがあるとなかなか就業時間が来ないという感覚を覚えますね。これは、人類誕生以来受け継いできた「財産」のなせる技だったのです。

体内時計はどこにある？

体内時計を持たない生物は、地球上にはいません。人からバクテリアにいたるまで、ありとあらゆる生命が持っています。逆に言えば、時を刻む仕組みを身につけられなかった生物は、地球上から滅亡していきました。

アメリカ大陸に生息する周期ゼミは、幼虫の時代を地中で過ごし、一七年（または一三年）で羽化して、繁殖します。竹は、長期間の栄養成長の後に、一斉に開花して、一斉に枯死します。そのため古くから、「竹の花が咲くと不吉なことが起きる」と言い伝えられてきました。開花のリズムは、竹の種類によって異なり、日本のモウソウチクには六八年、マダケには一二〇年のリズムがあります。詳細はまだ闇の中ですが、このように生き物はみな、それぞれの体内時計によって命をつないでいるのです。

さて、その体内時計の存在はどのようにして知られるようになったのでしょうか。

一八世紀、フランスの天文学者ド・メランは、マメ科のオジギソウの葉を観察していて、あることに気がつきます。葉が夜になると閉じ、まるで眠るような状態になることに注目しました。同じことが暗闇の中でも行われることから、植物のどこかに時計のような仕組みがあるに違いないと想像しました。一九世紀、ダーウィンも強い関心を示し、マメ科以外の植物にもこの就眠運動がみられることを記載しています。

植物が持つ時計のようなものが地球の自転と同期しているという説を唱えたのが、ドイツの植物学者エルヴィン・ビュニングでした。一九三六年のことです。ベニバナインゲンの葉が昼夜に上下運動をする現象を観察して導き出した説でしたが、当時は「神秘説」「形而上学的」などと言われ、相手にされませんでした。

人間の体内時計についていろいろとわかってきたのは、つい最近のことです。その存在がわかったのは、一九七二年でした。健康を維持するために自律神経やホルモンなどを調整する、脳の視床下部という場所にそれはありました。ほんの米粒のような細胞の塊が体内時計でした。

その二五年後、体内時計の細胞のなかに時を刻む遺伝子が存在することがわかり、世界中の科学者が驚きました。時計遺伝子と呼ばれるたった六つの遺伝子が、互いに作用して正確に時を刻んでいることがわかったのです。時計遺伝子は生体リズムをつかさどる遺伝子でした。それは、シンプルながら決してこわれないよう絶妙に組み立てられていました。

その後の研究で、現在は二〇数個の時計遺伝子が存在することがわかり、また体内時計の役割もわかってきました。自律神経とホルモンの働きを管理し、未病（そのままにしておくと病気になるかもしれない状況）を予知し、免疫力を高める仕組みであることが明らかにされました。体内時計が順調に動いていると老化を防ぎ、病気を予防することができます。また、時計遺伝子はとても繊細にできていて、異変があると体内時計を狂わせます。その結果、高血圧、コレステロールや中性脂肪の増加、糖尿病、骨が脆くなる現象、認知症、さらにはがんを招いてしまうというわけです。

体内時計は、脳、心臓や肝臓だけでなく、からだじゅうにある数十兆全ての細胞にあります。脳にある時計はオーケストラの指揮者です。これを親時計と呼びます。からだの隅々の細胞にある時計は子時計とよばれ、いわばピアニストやバイオリニストといったプレーヤーにあたります。からだじゅうの時計が、いっせいに生命の躍動という名のシンフォニーを奏でているのです。

ところで、女性に特有の子時計があることもわかっています。それが、エストロゲン受容体という名の子時計です。生命活動を維持していく受容体の一つとして、重要な役割を果たしています。

この子時計はからだの全ての細胞にあり、エストロゲン（卵胞ホルモン）の働きを隅々まで伝えます。自律神経や免疫力を調節し、女性ならではの体型や心情をもたらし、女性らしさを醸し出す役割を果たしています。約二四時間の生体リズムをつくりだしながら、月経周期である約二八日のリズムを調節しています。この子時計が、女性の健康の質を高め、病気を防いでいるのです。

ちなみに、全身の細胞に備わっている体内時計のなかには、針が動かないように固定されているものがあります。それは、男性の精巣にある時計です。時を刻むためには、時を刻む歯車である時計たんぱくが必要ですが、精巣の体内時計の時計遺伝子では時計たんぱくがつくられていません。人類を存続させるには、いつでも子孫を残せるほうが有利です。それを可能にするために、人は敢えて時計を止めたのでしょうか。

宇宙と人間はつながっている

さて、人間の体内時計は二五時間と書きましたが、その他にもいろいろな時計が存在しています。

脳波のリズムは約〇・一秒周期、脈拍は約一秒周期、それに約九〇分、約八時間、約一二時間のリズムなどが、生命の活動を彩っています。三日坊主という言葉がありますが、これは約三・五日のリズムが関係しているせいかもしれません。性周期、女性の生理周期は二八日時計で規定されています。生老病死に関係する約一・三年、血圧、心筋梗塞などに関係する約一〇・五年と約二一年のリズムも、私たちのからだに刻まれています。

人の攻撃性にもリズムがあります。フランツ・ハルバーグを中心とする私たちの調査では、テロ、暴行、強盗などの犯罪、あるいは家庭内暴力などが満月のときに多く、また太陽活動の周期と関係していることが明らかになっています。

宇宙との関わりを証明する例は、他にもあります。太陽活動が盛んだった二〇〇〇年の冬、私は調査団とともに、北極に近いノルウェーのアルタ市とトロムソ市を訪れました。熾烈な太陽からの息吹（太陽風）が、地球を覆ううすいベールを吹き飛ばし、天空にはオーロラが美しく舞っていました。このときその動きに対応するかのように人の鼓動が力強くなりました。地球をまもる地磁気のカーテンと、人をまもる自律神経が互いに協力して作用しているのです。これは私たちが絶えず宇宙の多彩な振る舞いに耳を傾け、全身の感覚を研ぎ澄ましてシグナルを感じとり、適切に応答し、適応していることのあらわれです。人はみな宇宙や自然と呼応しつつ、いのちの仕組みを整えているのです。

体内時計は宇宙の謎とつながっています。科学の力をもってしても、人間にはまだわからないことばかりです。宇宙を構成するもののうち、目に見え、肌に感じる物質はわずか四パーセントにすぎません。のこりは何かというと、七三パーセントは正体不明の暗黒エネルギー（ダークエネルギー）、二三パーセントはこれまた正体不明の暗黒物質なのですから、人間の知識があまりに少ないことに愕然とします。

生命とは何か？　なぜ人は今、ここにいるのか？　その答えはわかりません。私たちは地球上で大自然の法則の下に生かされているという、ただそれだけのことなのかもしれません。

第2章　女性はなぜ不調に陥りやすいのか

――文学者で女性が本当に描けていると自信をもっていい切ることのできる人は、日本では漱石、外国ではドストエフスキーぐらいではなかろうか。（略）その一つの理由はそこに出てくる女性が本当に心臓が鼓動しているからだと思う。（略）

女性は男性に最も身近な存在だが、かなり違う。とりわけ情緒の波の形は違う。（略）なぜこの二人に女性の情緒の波が描けたのか。この疑問は漱石が「則天去私」を標榜し、ドストエフスキーが諸徳の中でも「謙虚さ」を最も大事にしていることに思い当ったとき、氷解した。なるほどこういう人ならば描けるに違いないと信じ得たことであった。

（『春宵十話』岡潔、光文社文庫）

個人的な話をすこし。私は中学・高校と男子校に通いました。大学は医学部で、私が入学した一九六六年当時、医師を目指す女性は少なく、同級生の女子医学生は全体の一割もいませんでした。一九七二年に卒業して医師となり、別府にある九州大学附属研究所の温泉治療学研究所に入局しましたが、そこでも、女性の同僚に接することはほとんどありませんでした。

一九八七年、東京女子医大に転任となったとき、私は大きな転機を迎えました。医学生は全て女性。職場には女性医師が多く、看護師さんも女性ばかり。ちなみに、結婚して三人の子どもに恵まれましたが、みんな女の子でした。

女性に囲まれて生活を送っていると、気づくことがあります。男性と比較して、「これは女性らしい特徴だな」と個人的に感じたことを思いつくまま並べてみます。個人差はもちろんありますが、一般的には次のようなことが言えるような気がします。

・嫌なこともいとわずできる。
・自分を犠牲にしても誰かに尽くすことができる。
・細やかな気配りができる。
・弱者を支える能力に優れている。
・花や木、自然、音楽に親しむのが好き。

・言語の理解が早く、無理なく言葉で表現できる。
・きれい好きで片づけができる。
・逆境に強く、くじけない。
・負けん気が強い。
・十分に成功しているのに、さらなる努力を惜しまない。
・名誉に対する関心があまりなく、トップに立つことよりも和を重んじる。
・準備が細やかで、ぬかりがない。
・しとやかで肌も心も美しい。

どうとらえるかは人それぞれですが、私はこれらを女性のすばらしい特性だと感じています。

重病を抱える家族がいるとき、女性はこういった特性を際立って発揮させます。状況はさまざまですが時に魔力のような力をもって、奇跡をもたらすのです。ある意味、女性は、神の領域とも言えるような「治癒させる力」を備えているかのように私には見えます。

「あの患者さんが難病にうちかつことができたのは、この女性のおかげだったのだなあ」

と思う場面に何度となく出会い、感激したことは数知れず。とりわけ医学的に見てもう限界だというとき、女性の力は一段と大きくなるようです。自分を犠牲にしても尽くす。くじけない。負けん気が強い。こういった面が誠実な努力に結びつきます。すでに十分に成功しているのに、さらなる努力を惜しまない。細やかに気配りをして、ぬからない。そんな強さ、したたかさも、同じ特徴から派生しているのではないでしょうか。

私と同年代くらいのある患者さんは、ある日、突然気を失い、以来、左手と左足が動かなくなってしまいました。倒れたのは夜中の二時過ぎのことでしたが、奥様が機敏に行動し、救急車で大学病院に連れて行ったため、ことなきを得ました。さて、この患者さんが、その翌年、今度は、急に動悸とめまいに見舞われました。医者に診せずにぐずぐずしていたのですが、奥様に背中を押され、大きな病院を受診したところ、白血病だとわかりました。一時は死線を彷徨うほどの重症でしたが、二年間の入院治療で完治しました（今は、白血病も治癒がのぞめる病気なのです）。ところが、一安心した矢先、今度は声がかすれてきて、喉のあたりに痛みを覚えるようになりました。甲状腺がんでした。本人はまたかと落ち込んでしまいましたが、それを聞いた奥様は気丈に、すぐさま大学病院を受診させました。発見が早かったため、手術を受けた後、がんは六ヶ月足らずで完治。今は何事もなかったかのように平穏な毎日を送っています。

これだけ重病が重なれば、ともすればもうおしまいかと自暴自棄になるところでしょう。医師の目から見ても、その人の今の元気な姿は、まるで奇跡のようです。逆境に強く、くじけない女性のすばらしい特性が功を奏して、夫は度重なる大病に打ち勝ったのです。

「疾病」と「病い」は同じではない

ところが、女性の素晴らしい特性があだになることがあります。気分にむらがあり、不安感が強くて心配性という点が、女性にはよく見られます。私の診察室にやってくる女性の患者さんは、たいてい不機嫌で、疑心暗鬼です。病気ではないのに、気になって仕方がないという人も少なくありません。

たとえばある患者さんは、健康上は問題にはならないのに、ほんの些細な異常値が無性に気にかかっています。「これで十分ですよ」と説明しても、「いいえ、もっともっと良くなるように頑張ります」と言って、いっそう食を慎み、やりすぎではないかとこちらが心配するほど運動量を増やします。

またある人は、先日とは打って変わってとても不機嫌です。聞けば、「先日の検査結果の説明が不十分。今日はもっと時間をかけて、よくわかるように説明してほしい」と訴えます。実はもう二〇分もかけて説明しているのですが……。問題はエコー検査でうつった影でした。「将来、がんになる可能性がないとは言えません」と説明したことが、気にかかって仕方がないようです。「がんにならないために、やれることはたくさんあるんですよ。食事をこのように変えて、生活習慣のここをこう変えましょう」と説明したのですが、納得してくれません。「可能性はとても低いものの、がんになるかもしれない」という説明が頭から離れないのです。がんになるかもしれないという状態は、じつは珍しくはありません。異状が認められても、消えてなくなることがよくあります。確率的には生活改善とストレス緩和が予防としてはよいのですが、「がん」という言葉だけが患者さんにインプットされてしまい、潔癖、準備に余念がないという「心配性」の特性がマイナスに働いて、ストレスになっているのです。

長年、医師をやっていると、「疾患」と「病い」について考えさせられます。よく似た言葉ですが、その意味するところは違うのではないでしょうか。

疾患というのは、治療者の観点による概念で、生物学的に見て、構造や機能に変化が起きている状態を指します。たとえば狭心症というのは疾病です。そして狭心症はカテーテル治療をすればよくなります。一方、治ったはずなのに、「胸の痛みが消えないのは治療がうまくいっていないからではないか」「いつ痛みが起こるのか不安で仕方がない」という怯えやトラウマがいつまでも消えないのは、病いです。

それにしても、なぜ女性は不安を抱える傾向が強いのでしょう？　生理学的には、これはある意味、自然の反応ともいえます。

そもそも女性の生命の仕組みは男性よりも複雑です。生命の仕組みは、おおよそ六つくらいの連立方程式によって成り立っています。人のからだは、①自律神経の働き、②ホルモン力、③免疫力、④遺伝子の傷みを修復するための眠り、⑤記憶や集中力を束ねて喜怒哀楽を調整する脳の力、そして⑥体内時計（脳にある親時計と、腸にある腹時計）の六つの働きによって生命活動をしています。一つ一つが連繫して、あたかも連立方程式が存在するかのように関係し、互いに助け合いながら働くことで、その総合力を数倍に高めているのです。

この六つの連繫を、一層強固にしているのが、女性ホルモンのエストロゲンです。人のからだに欠かせない大物を六つも指揮するのですから、エストロゲンの役割は絶大です。

上手に調和させることができれば、女性のすばらしい特性が面目躍如となって、病気になりにくいしなやかで丈夫な健康状態を維持することができます。自分に対してのみならず、夫を助けた妻のように、身近な人にまで魔力のような素晴らしい力を発揮することができるのです。

一方、六つの生命の仕組みのうちの一つでも、機嫌を損ねてしまうと、ハーモニーは噛み合わず不協和音になってしまい、気分にむらが生じるといった、負の側面があらわれてしまいます。女性は妊娠・出産という意味で、大げさに言えば人類存続の鍵を握っているため、それにかなった仕組みを体内に宿しています。妊娠と出産の際、最大限のホルモン力と免疫力を駆使するためにそもそも女性の生体リズムはパワフルにできています。ところが仕組みが複雑であるがゆえに、体調維持には骨が折れます。少しのストレスでもしばしば影響を受け、疲労や不調につながってしまうのは、そのせいです。女性ホルモンがこころに働きかけて、自律神経の働きを過敏にしてしまうと、すぐに心身に影響がおよびます。

余談ですが、女性の仕組みの精巧さを裏付ける、こんな興味深いデータがあります。六つの生命の仕組みのうちの⑤、すなわち脳の力に関するこんな例があります。「時計を見ずに、一分たったと思ったら教えてください」と言うと、多くの女性は四五秒くらいで、「一分です」と答えます。同じ質問を男性にすると、総じて四五秒よりも長くなります。つまり女性と男性では「こころの時計」の進み具合が違うのです。

この時間感覚のずれは、女性の神経細胞に起因しています。こころの時計は、脳の「島」と呼ばれる領域にあります。女性ホルモンは島の細胞に働きかけて、その活動を充実させています。神経細胞間の連絡が綿密におこなわれ、丁寧に時間をかけて情報伝達されていくので、時間が速くすぎるように感じるのです。

また島、海馬、扁桃核という脳の部位の形に男女差があることがわかっています。脳細胞の数は男性と同じですが、女性の脳は男性より若干小さく、そのかわり皺が多くなっています。なかでも島の皺の部分の活動が、男性よりも強力です。女性の脳は、信号を伝達する経路が複雑で長く（脳の皺が多く）、信号はいろいろな働きを分担する神経細胞と丁寧に対話しながら進んでいきます（そのため冒頭に述べた女性の特性があらわれるのです）。年齢とともに脳が傷んでくると、この経路が壊れて短縮されてしまいますが、女性の場合は脳の皺が多い分、壊れにくく、若々しい脳が保たれる傾向があります。

ホルモンのなせるわざ

話を女性の心身の不具合にもどしましょう。

日常生活を送るなかで誰もが、無性に不安になったり、怖くなったり、あるいは怒りっぽくなったり、いろいろな感情を覚えます。それを上手に発散できない人は性別問わずいますが、どちらかといえば女性のほうが感情を調節するのが苦手で、そのストレスは男性よりも重くのしかかりがちであることが知られています。何がしかの機能異常（人づきあいに消耗する、言い知れぬ恐怖を味わう、全身倦怠感をおぼえる、疲れやすいなど）を伴うことがあり、パニック症状が慢性化しやすく、心的外傷後ストレス障害（ＰＴＳＤ）もまた男性より多いといわれています。

一般的にいって女性が男性より日常生活の出来事に反応しやすいのは、女性の脳と男性の脳の働きに微妙な違いがあるからです。胎児のときの脳の成長の過程で、男性ではテストステロン（男性ホルモン）の、女性ではエストロゲン（女性ホルモン）の影響を強く受けます。その結果、男性の場合は左脳が発達し、左右上下に細分化され、空間認識や数学的推論の能力が優れる傾向があります。女性の場合は左脳と右脳の連絡路が大きく成長し、脳の働きが広範囲に分布して、言語能力が高まります。自然科学の分野では、一般的に女性が数式を多用する物理学よりも言語表現の多い生物学に向いているのはこのためです。男性が右脳はほとんど使わず、左脳を使って仕事を処理するのに対し、女性は左右の脳を使って仕事をします。興味や関心、感情や思いやりを見せる場面で男女差が見られるのもここに理由の一端がありそうです。感受性の強さはしかし、時にストレスにつながり、女性の負担となることがあるでしょう。

一方、女性の脳が共感に秀でていることは、この章の冒頭に述べた、嫌なこともいとわずできる、細やかな気配りができる、弱者を支える能力に優れる、逆境に強く、くじけない……といった特性ともつながっています。

一般的に自殺企図は女性により多くあらわれますが、実際に自殺してしまうのは男性が多いことがわかっています。女性は日常生活の出来事に感じやすく、共感しやすいため、影響を受けやすいのですが、同時に、逆境に強く、くじけまいとするため、自殺を押しとどめている側面があります。また、女性は愛情ホルモンと呼ばれるオキシトシンを豊富にもっています。オキシトシンには扁桃核の活動を和らげ、寛容性を高めて衝動性を抑えるという作用があり、エストロゲンによって作用が増強されます。つまり男性よりも豊富なエストロゲンとオキシトシンの共同作業が、一線を越えない役割を果たしていると思われるのです。一方の男性はどうでしょう。攻撃性や衝動的な行動を指令しているのは、脳にある扁桃核と呼ばれる神経細胞です。男性ホルモンが扁桃核に働きかけると、衝動性が高まって自殺を実行しやすくなるので、男性の方がある意味、深刻といえます。

そもそも、日本人は心配性で、抑うつ的で、不安感が強い傾向にあることが、医学的にわかっています。感情や神経・睡眠・体温調節などに関係するセロトニンというホルモンがあり、これが不足すると不安感が高まり、心配性になります。このセロトニンを運ぶ遺伝子（セロトニントランスポーター遺伝子）には、二つの短い遺伝子で構成されるSS型と、短いものと長いものとが一本ずつのSL型、二つの長い遺伝子で構成されるLL型がありま す。短い遺伝子を多く持つほどセロトニンを運ぶ効率が悪いため、心配性になってしまうのですが、日本人にはSS型が多いと言われています。それに加えて、女性の脳は男性の脳よりもセロトニンの合成能力が低く、SS型の女性の脳内セロトニン量は、同じSS型の男性の半分以下。ですから女性に不安症が比較的多いのは、ゆえなきことではないのです。

さらに、生理周期による不調も女性にはおなじみです。ホルモンバランスが変化することで生理前になると食欲がふえ体重が増加しますが、さらに、イライラしたり憂鬱になったりする、いわゆる「非定型抑うつ症」に悩む人も少なくありません。

女性は年齢とともに、変化の季節を経験します。四〇歳を過ぎると身体に変調が現れやすくなり、卵巣の働きが低下し始めます。それとともに、生体リズムの波形はゆがみ、体内時計が狂いやすくなります。早寝になったり、遅寝になったり、変化があらわれるかもしれません。

さらに五〇歳を境にエストロゲンという女性ホルモンが急激に減少します。いわゆる更年期にさしかかるのですが、これがまたやっかいです。エストロゲンが減ると体内時計が乱れやすくなり、自律神経の働きが乱れ、免疫力が低下してしまいます。のぼせやほてり、異常なほどの発汗や手足の冷え、動悸や頻脈、腰痛や膝関節痛が現れるだけでなく、抑うつ気分が強くなったり感情の起伏が激しくなったり、不眠に悩まされることさえあります。このような変調が思わぬ病気をひき起こすこともあるでしょう。

では閉経すれば不具合と縁が切れるかといえば、残念ながらそうではなく、心筋梗塞・脳梗塞・認知症の発症頻度が男性以上に高くなるといわれています。

気が滅入る話ばかりですが、伝えたいのは、女性、それも四〇歳以上の女性にとって心身の変化は珍しくないということなのです。不安、心配、体調の不具合があるときも、それらを受け入れ、上手につきあうすべを知ってほしいと思います。体内時計やホルモンのしくみを知ることからはじめてもよいですし、第4章以降で示すような対策を試してみてもよいでしょう。

不規則な生活は女性の大敵

さて、女性の体内時計は、男性のそれとどんなちがいがあるでしょうか。

女性にとって、不規則な生活は大敵中の大敵です。たとえば時差ぼけについて考えてみましょう。すでに述べたように、妊娠・出産を可能にするための女性の生体リズムの波は男性よりも強力にできています。しかし、体内時計がパワフルであればあるほど時差の調整が苦手。それゆえ女性は時差ぼけになりやすいことがわかっています。

時差ぼけは、多くは外国に到着して数日間続きます。血圧や心臓にある子時計はすぐに現地の時刻に針を合わせることができますが、体温を調節する子時計や大腸の子時計は、なかなか時刻合わせができません。昼間なのに寒く感じたり、夜などいつもと違う時刻に便意を催すことがあるでしょう。

この傾向は誰にでもあるのですが、女性には女性特有である、エストロゲン受容体という名の子時計があり、これが時差ぼけに関係しています。エストロゲンは子時計の調節はできても、親時計に影響を与えるほどの力はありません。そのためストレスがあると親時計と子時計の時間がずれ、からだのいろいろな場所にある子時計の針もバラバラになったままになりがち。その結果、不眠や昼間の眠気、さらには何事にも集中できずにぼんやりしてしまう、からだがだるいといった、いろいろな症状もあらわれるのです。

同じ理屈で、旅行に行かなくても、不規則な生活を重ねると似たような不具合が生じます。シフトワーク、残業、趣味などで、日々寝不足という人がいます。生体リズムからいえば、日常的に「夜に活動する」のは異常事態です。人類誕生以来、人間は日の出ている時間に活動し、暗くなったらひっそりと息を潜めて夜を明かしてきました。現代はどうでしょう。コンビニエンスストアに二四時間照明が灯り、テレビが深夜まで放送し続けるような時代です。社会がすでに健康リスクを生じさせかねないスタイルを容認してしまっています。人類の歴史からいえば、この事態はほんのわずかな時間におきた急激な環境の変化です。太陽や地球の動きと連動して働いている体内時計に、影響がないわけはありません。

人の体内時計は二五時間です。朝日を浴びることで私たちは体内時計の針を一時間早め、二四時間サイクルにあわせているのですが、その当たり前のことが昼夜逆転生活のせいでできなくなり、からだのリズムを壊して病気になってしまう人々が急増しました。

休息開始の時間帯、すなわち夕刻から深夜までに光を浴びると、体内時計の針（リズムの位相）は一時間遅くなります。残業や夜遊びが長引いて、この時間帯に光を浴びすぎると、針はさらに一時間後退して、体内時計が地球の自転のリズムと二時間もずれてしまいます。要するに不規則な生活をすればするほど、体内時計はどんどん狂ってしまうのです。昼夜逆転を繰り返すと、生体リズムの乱れが睡眠障害や自律神経の調節障害、やがてホルモンや免疫系のリズムの乱れになっていくでしょう。

その影響は深刻で、児童では倦怠や不登校にむすびつき、成人では生活習慣病、高齢者では骨粗しょう症や発がんになる頻度が二〜四倍も高いといわれています。すでに述べたように、なかでも女性にとって不規則な生活は大敵中の大敵。そもそも時間・環境的な変化がなくても、女性の体内時計は、排卵前後や月経前、あるいは閉経前後に乱れやすくできていることは、すでにのべたとおりです。そこに新たに負担が加わるのですから、影響は小さくはありません。

不眠が中高年女性におよぼす影響

体内時計を健やかに動かすには、規則的な生活を送ること。その要は、質のよい睡眠を十分にとることにつきます。

不眠に悩む人は男女問わず四〇歳を過ぎると増えてきます。睡眠薬を日常的に使用するようになる平均年代は、男性では六〇歳頃ですが、女性では五〇歳頃から急に増えます。さらに閉経すると、女性は男性の一・六倍不眠が多く、六〇パーセント以上が不眠に悩むというデータもあります。

人は眠ることで病気から身をまもり、健康を維持しているのですが、女性はよりこの点に注意しなくてはなりません。二〇一四年、女性の睡眠時間と脳の関係をさぐった調査で、ワシントンＤＣの女性の健康研究協会（Society for Women's Health Research）のクリスチーヌ・カーター博士が「脳を守り、からだの健康を維持するためには、女性は男性よりも約二〇分長く眠ることが必要」と報告しています。女性の体内時計の針は男性よりも七五分くらい早い時刻を起床時刻としてセットしてしまいます。男性よりも早く目覚めてしまい、睡眠後半の眠りが浅くなってしまうため、その分を取り戻す必要があります。少し古いデータですが、二〇〇六年に総務省統計局がまとめた、働いている人の睡眠時間の国際比較を見ると、日本の有職女性の睡眠時間が他国に比較して圧倒的に短いことが明らかになっています。英国や米国の調査では、女性の睡眠時間は男性よりも一五分くらい長いのですが、日本人女性は男性よりも二〇分も短いのです。最近では、家事、育児のみならず、仕事を忙しくこなす女性が増え、睡眠時間はますます短くなる傾向がみられますが、それでも女性は、男性よりも少し多く眠らなければなりません。ましてや、あなたが四〇歳以上なら、朝のゴミ出しを夫にしてもらってでも二〇分多く眠ること、深い眠りを確保することは欠かせません。

あなどってはいけないのは、五〇歳前後の時期にやってくる不眠です。四〇代後半～五〇代の女性は、子どもの受験や就職・巣立ち、親の介護など、多様な変化をまとまったかたちで経験することがあります。その結果、ストレスが自律神経を乱れさせ、不眠をもたらしてしまうことは想像に難くありません。加えて、五〇歳を境に、エストロゲンという女性ホルモンが少なくなるため、うつ、それにともなう不眠を増悪させてしまう場合があり、これまた要注意です。

ところで、「むずむず脚」のせいで眠れないという女性もいます。多くは寝入りばなに、脚の深部に虫が這っているような異常感覚をおぼえる睡眠障害ですが、この症状を訴えるのは男性よりも女性が多く、なんと一・五〜二倍です。妊婦の三割が経験するといわれ、出産回数が多いほど高齢になって発症する頻度が高いといわれています。六〇歳頃から増えていくため、注意が必要です。

原因は鉄分の不足。睡眠習慣を改善し、たばこ、カフェインやアルコールの摂取を控えたり、軽い運動、下肢のマッサージ、入浴をしたりするのが効果的です。貧血が深刻な場合は治療が必要ですが、日々のちょっとした心がけで快眠につながることもあります。

更年期は曲がり角

ところで、女性が更年期、もしくは老いを実感するのはどんなときでしょうか？　多くは肌と骨に変化を実感したときだと、答えるのではないでしょうか。

エストロゲンが急激に減っていくと、皮膚の乾燥、シワ、シミなどが目立ってきます。肌の水分保持の力が衰え、コラーゲン合成などのリズムが乱れてしまうのです。皮膚にある「皮膚防御遺伝子」という時計遺伝子は、昼はばい菌や乾燥から皮膚を守り、夜は傷んだ肌細胞を修復しコラーゲンをつくっています。このリズムが狂ってしまうと、どんどん肌は衰えていきます。

回復には、深い眠り、規則正しい生活が効果的です。肌機能は若返ります。仕事に追われて生活リズムが狂いがちという人も、週に一日は規則正しい日をつくりましょう。朝六~七時に起き、夜は一〇~一一時に眠る。それだけで生体リズムが整ってきます。ちなみにこの肌のサイクルを重視した「時間美容」は、化粧品業界ですでに浸透しています。夜の時計遺伝子を活性化する夜用の美容液、紫外線や乾燥から肌を守る昼用のクリームなどの基礎化粧品がそれです。もちろんこういったスキンケアも強い味方ですが、やはり規則正しい生活あっての選択肢といえるでしょう。

もうひとつの問題、それは骨です。骨量(骨密度)は、三五歳くらいまでは毎日増加していきますが、四〇歳を過ぎると減少しはじめます。閉経とともに、骨量は急激に低下し、骨強度も弱くなっていきます。そして、高齢になると、からだのバランス能力が低下して、階段を上がるとき手すりが必要になったり、片足立ちで靴下がはけなくなったりします。骨粗しょう症になるとさらにやっかいで、気力や活力が低下し、心身の老化現象がはじまりやすくなるため、要注意です。骨粗しょう症は、心臓病や脳梗塞等の生活習慣病のリスクファクターで、認知症の原因とも言われています。骨粗しょう症を予防するために、骨の強さと量を調節しているのが体内時計です。毎日の生活スケジュールをできる限り規則正しくして、生体リズムを整えることが、予防と治療には何よりも大切といえます（具体的な改善策は後述します）。

女性の方が長生きなのはなぜ？

さて、このようにきめ細かいメンテナンスが求められる女性ですが、一般的にいって男性よりも長生きです。最近は一一〇歳以上の超百寿者も急増していますが、比率でいえば、一対二五で圧倒的に女性が多いです。世界最高齢者は、一二二歳まで生きたフランスの女性で、男性の最長寿は一一六歳でした。日本の百寿者は女性が八〇パーセント以上を占めていますが、日本以外のどの国でも百寿者は圧倒的に女性が多いことが知られています。

老化のスピードになぜこれ程まで性差があるのか、まだよくわかっていませんが、性ホルモンの影響が関係しているのではないかという人もいます。

一九六九年に、ジェームス・ハミルトン博士による驚くべき報告がありました。米国のカンザス州の知的障害者の施設が、行動に問題のある男性に去勢手術を行っていました。このこと自体、大いに人道的問題がありますが、手術を受けた三〇〇人は受けなかった七〇〇人よりも一四年も長生きしたという結果に、当時の医学関係者は驚きました。去勢手術を受けた年齢が若いほど、その効果は明白で余命が長かったという報告も、そこには含まれていました。

テストステロンは、睾丸や前立腺の発達をうながし、脂肪を減らして骨格筋や骨量を増やす男性ホルモンです。しかし、このテストステロンが免疫能力を弱めて寿命を短くしていたことがわかったのです。一方、女性ホルモンは、卵巣や乳腺の発達を促し、脂肪組織を蓄積して、免疫力を高め、寿命を長くします。体脂肪の量は、免疫の強さに比例すると言われています。脂肪組織から分泌されるレプチンというホルモンがテストステロンの分泌を抑制して、免疫力を高めることがわかっているので、ここでも男性より体脂肪の多い女性のほうが長生きという結論が導き出されるのでした。

なぜ女性が長生きなのか。その理由を私も考えてみました。まず思い浮かぶのは、男性に比べてたばこを吸う人が少なく、深酒をしないということです。

さらに、意外かもしれませんが、女性に貧血が多いことも関係しているかもしれません。鉄分は身体の細胞を錆び付かせて老化を進めます。貧血がよいわけではありませんが、鉄分が少ないために長寿に結びつくというのは、あながち突拍子もない発想ではないように思います。

そして、もうひとつの要因は、言語能力とコミュニケーション能力の高さではないでしょうか。女性は男性よりも若い頃から多様な人間関係を築くことになれています。それゆえ、初めて会う人とも長話したり、相手の状況をおしはかって行動したり、環境がかわっても古い知人とつき合い続けたりすることが苦もなくできます。優れたコミュニケーション能力は、長い人生をうまくわたっていくうえで大きな武器になるでしょう。残念ながら、定年などで生活環境が変わったとたん、にっちもさっちもいかなくなってしまうのはたいてい男性のほうです。

この章の冒頭で書いた、女性の特徴を思い出してください。そのなかに、細やかな気配りができる、弱者を支える能力に優れている、言語の理解が早く、無理なく言葉で表現できる、トップに立つことよりも和を重んじる、というのがありましたね。これは、女性的な魅力であるとともに、長寿への鍵なのかもしれません。

とはいえ、長寿だからよいというわけではないようです。男女とも六五歳ごろから生活機能が徐々に低下していき、健康寿命（健康上の問題で日常生活が制限されない期間）が問題になってきます。健康上の不具合を抱えたまま高齢になっていくことも、現実問題としてあるでしょう。

それでも、女性らしさを理解し、心身の変化に対する知識があれば、老いへ向かう道のりも時には楽しめるかもしれません。ストレスと不調に見舞われやすい女性だからこそ、慌てず変化に向き合い、対策を立てられるというもの。時間医学を念頭においた本書は、そのための強い味方です。

次章からは、具体的な症状と体内時計とのかかわりを述べましょう。

第3章　体内時計と体調――なぜその不具合は改善しないのか

この章では、多くの人が悩んでいる体の不調に焦点をあて、なぜ調子が狂ってしまうのかを説明します。具体的な改善のヒントは後の章で紹介しますが、問題の背景に何があるのかを知っておくと必要以上に慌てずにすみ、生活改善の取り組みも持続しやすくなるでしょう。

不眠はなぜ怖いのか

現代人にとって最大の悩みといってもよいのが、不眠です。時間医学を専門とする私のもとには、眠れない、熟睡できずすぐに目が覚めてしまう、睡眠薬が合わない、長時間休んだのに疲れがとれない、といった「眠ること」にまつわる悩みをかかえた患者さんがたくさんやってきます。年配のみならず、時には疲労困憊で若い人がやってくることもあり、日本人の五人に一人が不眠に悩んでいるという説は、実感としても納得できます。

厚生労働省の調査によれば、日本人の睡眠時間は一九七六年から二〇一一年にかけて、ライフスタイルの変化とともに短くなりました。二〇〜二四歳の睡眠時間がほとんど変わっていないのに比べて、高齢者の睡眠時間の短縮が顕著です。なかでも高齢女性（六〇〜六四歳）の場合は八時間一三分から七時間一八分までに減り、五五分も短くなってしまいました。男性の短縮時間は四一分ですので、女性のほうが差は大きいといえます。

ちなみに、眠りにも性差があることが知られています。女性は男性よりも眠りのホルモン、メラトニンの分泌量が多くて寝つきがよく、ベッドで寝ている（床に入っている）時間帯のうちで眠っている時間が長く（これを睡眠効率が高いと言います）、それも深睡眠（脳波が徐波になる深い眠り）の時間帯が長いのが特徴です。自由に寝起きをしてよいという研究実験のスケジュールで観察した場合は、男性よりも早く眠くなり早く目が覚めるため、女性は朝型人間率が高く、サーカディアンリズムの位相が早くなっています。

このような男女差はあるものの、性別問わず睡眠時間が短くなっていること自体が問題です。睡眠が短くなるとともに眠りのリズムが乱れ、不眠症が増えます。不眠は、生活習慣病をはじめとするいろいろな病気の源。それゆえ、眠りを軽視してはいけないのです。

私たちはなぜ眠るのか

なぜ人間には眠りが必要なのでしょう。

一つは、脳の病気の種をとり除く必要があるからです。疲労を回復させ、傷ついたりした心身を修復し、意欲を充実させるために、私たちは眠るのです。

人は大きすぎるとも思えるほどの大きな脳をもち、進化の過程で発達させてきました。頭蓋骨には、脳と脳脊髄液、そして脳に栄養を循環させるための動脈・静脈が隙間なくつめこまれています。胸や腹の中にある内臓には、老廃物を流し去るために、リンパ管という「排水パイプ」のようなものが備わっていますが、頭の中にはリンパ管を巡らせるだけのスペースがなく、仕事や家事で疲弊した脳細胞には老廃物があふれたままです。

ではどうするか。私たちは、眠ることでそれを浄化しているのです。眠ると脳は少し縮小します。それによってできた小さな隙間を利用して、脳の病気のもとになる老廃物を動脈に沿って洗い流すのです。眠るとすっきりする、気分がよくなる、不安が小さくなる、仕事がはかどるといった変化を体験しますが、これは脳がリフレッシュしたせいです。不眠が続くと、アミロイドβなどの老廃物が脳細胞に溜まってしまい、アルツハイマー病や脳神経病に罹りやすくなってしまうことがわかっています。

からだは日常とはちがう事態を察知すると、睡眠物質を出して私たちを眠らせようとします。眠らないでいると、からだの中に睡眠物質がたまってきます。夜勤を終えた看護師が昼間に眠ることができるのは、脳脊髄液のなかのプロスタグランデインという睡眠物質が増えてくるからです。あるいは、風邪で発熱していると眠くなりますが、これも睡眠物質が出ているせいです。炎症に関連して増えるサイトカインという睡眠物質が、「活動を休止せよ、体力を回復せよ」と警告しているのです。

ところで、眠っているあいだは、ノンレム睡眠とレム睡眠とよばれる二つの睡眠活動(この二つをセットにして睡眠サイクルと呼びます)が九〇分ごとにおとずれます。この睡眠サイクルを四～五回繰り返して、朝を迎えます。四回繰り返すと六時間睡眠、五回繰り返すと七・五時間睡眠というわけです。

一回九〇分のサイクルでどんなことが起きているのでしょうか。まず、寝入ったあと、寝言を言ったり歯軋りをしたりしながら、何度も何度も激しく寝返りを打ちます。ノンレム睡眠には浅い眠りと深い眠りがあり、前者のときに寝相が悪くなります。このときの脳波には、紡錘波のような大きくて速い波（睡眠紡錘）があらわれています。

ノンレム睡眠に入ってから五〇～六〇分経った頃、寝返りは少なくなりスースーと穏やかな寝息をたてるようになります。これがノンレム睡眠の深いほうの眠り、すなわち「深睡眠」です。

そして、それから二〇分くらいたつと、今度はからだがまったく動かなくなり、死んでしまったようになります。金縛り（筋弛緩）のようなこの状態は、レム睡眠に入ったことを示しています。手足、全身の筋肉が弛緩しているので、からだをつねっても反応はありません。喉頭も弛緩し舌根が沈下しているため息がしにくく、耳小骨まわりの筋肉も弛緩しているので、大きな声で呼びかけても聞こえないでしょう。しかし、活発に動いている部分があります。眠っている人をよく見ると、閉じた瞼の下で眼球がキョロキョロと動いているはずです（これがレム睡眠特有の「急速眼球運動」）。また自律神経が大きく乱れ、心臓は速く打ち、時々みだれます（このときの不整脈は心配のないものです）。さらに女性は陰核、男性は陰茎が勃起します。

さて、レム睡眠に入って一〇分くらい経つと、突然、びくっとからだを振るわせるようになります。崖から落ちるような夢を見て、驚いて目が覚めることがありますね。これが起きるのがこの時です。あるいは、自然に目が覚めて、二度寝に入るのもこのタイミング。つまり、寝ついてからだいたい九〇分で、目が覚めやすくなるタイミングを迎えるのです。ちなみに、排尿で目が覚める周期もほぼ九〇分です。不眠の人のなかには、夜間頻尿に悩まされている場合も少なくありません。誰でも心配事やストレスが溜まると、膀胱の自律神経が過敏になって目が覚めてしまうものですが、尿意の「波」が九〇分毎に来ることを知っていれば、慌てずにすみます。

これが、九〇分の催眠サイクルのなかで起こっていることです。そしてノンレム睡眠もレム睡眠もサーカディアンリズムのもとで進んでいきます。

さて、成長ホルモンは一回めと二回めの眠りのときに最も多く分泌されます。成長ホルモンは、深く眠ったときに脳の指令に応じて脳の下垂体から分泌されるホルモンで、子どもの骨や筋肉の成長を促すことから成長ホルモンという名前がついていますが、大人にとっても重要なものです。主に、昼間の時間に傷んだ皮膚などを修復するので、紫外線をあびたあとシミをつくりたくないとき、傷や怪我をなるべく早く治したいときは、熟睡が特効薬です。

さて、四回めないしは五回めの眠りのとき、目覚めのホルモンもまた増えます。コーチゾールは、脳が目覚めるとき、脳からの指令を受けて副腎から分泌されるホルモン。生体リズムを整える働きもあるこのコーチゾールも、このタイミングでピークに達します。

このように眠りはホルモンのリズムと調和しながら生体リズムを整えているのです。

さて、もう少し睡眠に関するレクチャーにおつきあいください。ノンレム睡眠とレム睡眠はそれぞれに役割があります。昼間の疲れを癒すのが前者で、昼間のストレスをとりのぞくのが後者です。ノンレム睡眠・レム睡眠ともに「クレンジング」作業をしているわけですが、それが十分行われるために必要な時間は、一日のほぼ三分の一。つまり、七〜八時間は眠っていることが本来は理想なのです。その時間内で十分回復できないほどストレスや疲れがたまっているときは、たいてい午後一時を回った頃に眠気を催すでしょう（一二時間でひとまわりの体内時計が、「眠気」をつくりだしているからです）。疲れを持ち越さない、病気を遠ざける意味において、不眠の解消は必須です。

さて、眠りの二つ目の役割は、情報の整理（記憶の定着といいます）です。脳には海馬という器官があり、ここが記憶と空間学習能力をつかさどっています。海馬は短期間しか記憶しておくことができません。そこで、その記憶を大脳に移して保管するのが眠りの役割です。

記憶の一つに「エピソード記憶」というものがあります。これは昼間の体験の記憶のことです。エピソード記憶は眠りをとおして定着していきます。昼のあいだ海馬に一時的に保存していたエピソード記憶は、眠っている間に短く編集され、要旨だけが大脳に送られます。図書館にたとえれば、大脳が閲覧室の図書棚にあたり、海馬が司書といったところでしょうか。海馬は必要なときに大脳に蓄えられている膨大な記憶から、必要なものをとり出すことができます。エピソード記憶は、体験をとおして自然に記憶していく性質のものので、比較的覚えやすいので、ノンレム睡眠の比較的浅い眠りで十分定着効果を発揮します。ちなみに、海馬と大脳が頻回に対話しながら記憶を移しているときの脳波が、前述の睡眠紡錘です。

エピソード記憶は、一晩眠って一度覚えてしまうとなかなか忘れることはありません。旅行や失恋の体験がいつまでも忘れられないのは、それらがエピソード記憶だからです。

一方、知っているはずの英単語が出てこない、でも一晩経ったらなぜか思い出せた、という経験はありませんか？　学生のころ、英単語や歴史年号、数式や漢字など、テスト前に暗記したことが誰でもあるでしょう。覚えようとしなければ覚えられない記憶、何かのきっかけで蘇る記憶は、「意味記憶」とよばれます。意味記憶を定着させるにはノンレム睡眠の深い眠り（前述の深睡眠）が必要です。いずれも、記憶力を高めるためには、睡眠環境を整えて六時間以上は眠ることが大切です。

眠りの三つ目の役割は、情報の処理です。私たちは目覚めて行動しているあいだ膨大な量の情報に接しています。「今日は取引先と打ち合わせをした」「デパートの地下でお総菜を買った」といった、すぐ思い出せるような体験だけでなく、意識せずにやっていることも含め、さまざまな物事に対応しています。夢のなかに見知った人や日常的な光景が出てくることはありませんか？　夢の素材は過去に体験した物事で、数日以内の物事があらわれることが多いでしょう。これは眠っている間に情報を処理しているからなのです。

情報処理を担当しているのがレム睡眠です。過去の体験を思い起こしているとき、何かを追いかけるように目が動きます。これがレム睡眠時の急速眼球運動なのです。

九〇分のリズム、八時間のリズム

夜の眠りには、約九〇分のリズムと約八時間のリズムがあります。私たちは、約九〇分単位で眠る・起きるを繰り返し、七・五〜八時間で目を覚ましています。

人によって習慣となっている睡眠時間が違いますが、短時間でも平気という人は、四時間三〇分くらいで十分です。これは九〇分の三倍にあたる長さですね。一方、長い眠りが必要な人は九〜一〇・五時間の睡眠をとりますが、これは九〇分×六〜七倍にあたります。約九〇分という時間は一回のレム睡眠、一回のノンレム睡眠の長さに相当している、いわば眠りの基本単位だということが、これでわかると思います。

そして興味深いことに、起きている時間にも、ことあるごとに九〇分のリズムは顔を出します。喉が渇いて水を飲みたくなる。口寂しくなってお菓子をつまみたくなる。勉強や仕事の集中力が切れる。こういったことも約九〇分単位で訪れるのです。

ちなみに、瀕死の時に分泌されるホルモンもまた、九〇分のリズムをもっています。生きよう生きようと力をふりしぼり、生命を鼓舞するホルモンが九〇分ごとに分泌されていることを知ると、このリズムは生体の根幹に深く刻まれているのではないか、と考えたくなります。そもそも九〇分のリズムは、人類がここまで進化してきたことに大きく関わっています。私たちは脂肪細胞のひとつである褐色脂肪を燃やすことで、体温を保ち、寒冷環境にも順応しながら進化してきました。人類が北欧やシベリア、あるいはヒマラヤ連山の麓といった極寒の地にも住みつくためには、保温術を獲得していくことが必要だったのです。それを可能にしたのが体内時計の「クライ」という名前の時計遺伝子でした。人間はこの遺伝子の力によって褐色脂肪を九〇分のリズムで燃焼し続け、冷えた体を暖めるという方法を身につけました。クライが、二四時間のリズムと九〇分のリズムをもちあわせていたことで、人間は個別かつ多様に進化することができたのです。このリズムは、眠りだけでなく、生命維持の根幹とも関わる重要なものです。

さて、八時間のリズムも、私たちの健康の維持には欠かせないリズムです。八時間は二四時間の三分の一に相当します。第2章で、人のからだは生きていくために、①自律神経、②ホルモン力、③免疫力、④眠り、⑤脳の力、⑥体内時計の働きが必要であり、この六つがあたかも連立方程式に従って助け合いながら働くことで、その総合力を数倍に高めていると解説しました。数理学上のカオスの特性を表すリズムとして知られる八時間リズムに注目し、私とハルバーグ教授との研究チームは、この連立方程式を効率よく働かせるには八時間のリズムが必要であることを見いだしました。

血圧を維持するエンドセリンというホルモンには八時間のリズムが現れます。エンドセリンはからだの中で最も大きな内分泌器官である血管内皮から分泌されるホルモンです。血管内皮は血管の内表面を構成する細胞のことで、心臓や脳から毛細血管に至るまで全ての血管の内壁にぎっしりと並んでいて、血圧を維持するさまざまなホルモンを分泌しています。そのなかには抗老化ホルモンも、老化ホルモンも含まれています。人は血管とともに老いると言われますが、まさに血管をつかさどり、老化速度を決めているのが八時間リズムだったのです。このほかにも、神経伝達物質であるサブスタンスPや、その他の血管の働きを維持するためのホルモンにも、八時間のリズムがみられます。

八時間リズムの意味するところはまだ十分にはわかっていませんが、老いとは何かという問いに対する鍵を、体内時計とともに握っているような気がします。生命機能の根幹である八時間リズムが眠りをも采配しているという事実は興味深いものがあります。

三・五日のリズム、七日のリズム

さて、このほかにも眠りに関係するリズムがあります。それが、約三・五日と七日のリズムです。いずれも日常のいろいろな場面で目につきます。

体内時計に働きかけて、覚醒と睡眠のスイッチを切り替える、メラトニンとよばれるホルモンがあります。眠りを誘う物質として、メラトニンの名前を記憶している人もいるかもしれませんね。鶏の松果体を組織培養すると、メラトニンが約三・五日と約七日のリズムで分泌されていることがわかりました。二四時間のリズムよりも明瞭であることから、この二つのリズムも生体リズムの一つであると考えられています。

夜勤の看護師や深夜残業を重ねるキャリアウーマンの生体リズムを調べてみると、約三・五日のリズムが明瞭です。眠りのスイッチを効率的に切り替える必要がある人にこのリズムが強くあらわれているのは、なかなか興味深い現象といえるでしょう。さらに、海外旅行のあとの時差ぼけ、例えば寝起きのタイミングには、主として七日リズムが出現してきます。また、よく耳にする「三日坊主」という言葉は、三・五日のリズムに由来するのかもしれません。このように私たちの生活に身近なリズムなのです。

　この二つのリズムのうち三・五日の方が本来のリズムではないかと私はにらんでいますが、一方だけがあらわれることもあることから、二四時間のリズムと一二時間のリズムの関係のように、別々の生体リズムと考えて研究を進めています。

　この二つのリズムは、九〇分リズムと同じように、長い年月をかけて宇宙のリズムに適応した末に、生命を守るための仕組みとして獲得されたものと考えています。太陽磁力線のリズムに約七日のリズムが観察されるのも、羊水の胎児が約二四時間よりも約七日のリズムのほうを優位に示しているのも、その根拠となるかもしれません。


　宇宙と人類進化の営みとにかかわる生体リズムですが、現代人は人類史上はじめて訪れる生活環境のなかで生きており、心身に新たな影響が及んでいます。電気やインターネットの発明をあげるまでもなく、技術の進歩は今や、暗くなれば眠るというような生活を過去のものにしつつあります。夜更かしの機会がふえたことに加え、起床時刻や就寝時刻が不規則になり、朝食のリズムも乱れがちですが、それがもう日常になってしまいました。

　厚生労働省の二〇一二年調査では、深夜業やシフトワーク（交替制勤務）の人は一〇〇〇万人を超えました（厚労省大臣官房統計情報部、二〇一四：平成九年、一四年、一九年、二四年の労働者健康状況調査、労働安全衛生に関する調査）。これは五人に一人がシフトワークをしている計算です。生活リズムの乱れは、体内時計をつかさどる時計遺伝子の不調をもたらします。とくに、高血圧になるリスクは約二倍にも増大します。シフトワークを始めると血圧はすぐに上昇し、一〇年以上の勤務で心臓病死のリスクは約二・五倍にもなります。

昔と比べて平均寿命は延びたのだから、いいではないかという声もあるでしょう。医療をはじめとする文明の発達が、健康に寄与していることは疑いがありません。しかし、不規則な生活が原因で老化が早く進行し、若くして病気にかかるようになっていたとしたら、現代人は果たして本当に健康といえるのでしょうか？

よりよく眠ることは、起きている時間をよりよく過ごすことと同義です。ストレスと疲労をためない日常生活をおくり、生活リズムを正常に戻すと、一、二週間のうちに時計遺伝子の働きは正常に戻ります。

時間医学の知恵をどのように生かしていくかを知ることこそ、健康で長生きするための鍵です。

朝型と夜型、どちらがよい？

朝の光をあびて一日のスタートを切るのが、体内時計の観点からいうと理にかなっていますが、そうはいっても夜型の人は朝がつらいかもしれません。夜型の人は、起きる時間だけでなく寝る時間も遅い生体リズムを示します。なんとか早く寝ようとしても、自律神経やホルモンのリズムがフル活動中で、なかなかスイッチがオフにならない。これが夜型の特徴です。少ない睡眠時間を取り戻すために、週末に寝だめをしようと思うかもしれませんが、かえって生体リズムを狂わせ、時差ぼけのような症状に陥るかもしれませんので、むしろ少しずつ規則正しい寝起きのタイミングに調整していくことが望ましいでしょう。

夜型人間の体内時計はゆっくり。つまり、一日が二四時間よりも少し長いのが特徴です。それゆえ、遅く目が覚めて、深夜にようやく眠くなります。朝型とくらべると、自律神経やホルモンのピークは二時間くらい差があります。

朝型から夜型に、あるいは夜型から朝型に変えることは生活習慣によってある程度できますが、持って生まれた生体リズムなので、劇的には変わらないでしょう。いっそ自身の傾向を把握して快適に眠るような生活をおくるほうがよいのではないでしょうか。長年連れそった夫婦を対象にした調査では、寝る時間と起きる時間が相手に似てくるという結果は得られませんでした。結局、睡眠習慣を決めるのは、朝型か夜型かというその人のタイプだったのです。すっきり起きられる時間、心地よく眠りにつける時間は、その人が体験的に知っているものです。体内時計が教えてくれるタイミングを、大切にしてください。

多くの場合、年齢を重ねると早起きになっていきます。朝型でもないのに、中高年になったら早く目が覚めるようになったという人もいるでしょう。

私たちの体内時計は、朝日をあびてから約一五時間たつと、自然とまぶたが重くなってくるようにセットされています。朝の四時に目が覚めると、夜の七時には睡魔が訪れる計算です。ですから起床時間がずれていくと、まわりが寝静まる頃に、かえって目が覚めてしまうということが起こります。

眠れなくていらいらしてきたら、若い時よりも必要な睡眠時間は短くなるものだから大丈夫と、開き直りましょう。必要な睡眠時間がとれたあとは、長く寝てもあとは浅い眠りが続くだけ。その人にとって必要な時間を決めているのは、脳の松果体にある体内時計です。眠れていないと自分で思っても、昼間に支障がないなら体内時計は「ノープロブレム」と言っていると理解しましょう。

血圧のコントロールは難しい？

さて、年齢を重ねると血圧が気になりはじめます。血圧を計っていると、数値が測定する時間・状況によって変動することに気がつきませんか？　測るたびに違った値がでて、どれが本当なのか戸惑うこともあるでしょう。

血圧が変動する理由はいくつかあります。血圧は、呼吸の影響をうけて四秒ごとに、血管収縮のリズムに応じて一〇秒ごとに変化しています。声を出すと血圧は一〇mmHg高くなりますので、血圧測定のとき、しゃべっていてはいけません。大声を出すほど上昇度は大きく、大きな部屋で大勢に向かって声を出すようなときは二〇～四〇mmHgも高くなります。

また、刺激物も血圧を変動させます。喫煙で血圧は一〇mmHg上がり、とりわけ朝の起き抜けに一服すると、三〇～五〇mmHgも高くなります。また、コーヒーによって血圧は一〇mmHgくらい上がり、その影響は二時間も持続します。酒は百薬の長といわれますが、過度の飲酒は著しい頻脈をもたらし、七〇くらいの脈拍がある場合、一四〇くらいにまで速くなります。頻脈とともに血圧が下がりはじめ、たとえば上が一四〇mmHgくらいあった人は、七〇～八〇mmHgくらいにまで下がってしまいます。この血圧低下は心臓病や脳梗塞の引き金になるため要注意です。深酒の翌日の午前中も要注意。低くなった血圧の揺り戻しが来て、高血圧になるからです。一八〇mmHgくらいまで上がることも少なくありません。

不眠も高血圧の原因です。不眠によって疲労がまし、会話、喫煙、コーヒー、飲酒の量が増えて血圧への影響を倍増させるのです。

二四時間のリズム、一・三年のリズム

心筋梗塞や脳梗塞が朝六時半に最も多いことは、よく知られています。血液が粘っこくなり血が固まりやすい状態になるのです。これは一日でひと回りの体内時計、つまりサーカディアンリズムにあわせて、血液循環の状態が変動しているからです。血圧は朝には高く、夜になると低くなる傾向がありますが、これは朝から人が行動を開始し、その活動量

に応じて血圧が変動するためです。

ところで一日のうち、もう一回注意したいタイミングがあります。それは、血圧のサーカディアンリズムがピークになる二一時ごろです。ちょうど入浴時間にあたるので、寒い時期は浴室との温度差にはとくに気をつけてほしいものです。

血圧はいろいろな生体リズムの影響を受けて、多様に変化しています。もう少し長いスパンで血圧をみてみましょう。一週間のうち一番高くなるのは月曜日で、ひと月でみると第一週目に高くなります。一年では、冬にいっそう高くなります。ですから、冬の第一週目の月曜日はとくに注意をしましょう。血圧の薬を飲んでいる人は飲み忘れないこと。また、高血圧症と診断されていなくても、脳梗塞や心筋梗塞が起こりやすい時間帯だと心して、無理な生活はしないよう心がけることが大切です。

寒い時期のみならず、春先や梅雨の季節にも血圧は高くなります。これは一年リズムとは別に、一・三年のリズムの影響があるからです。一・三年のリズムは太陽活動の影響によって生じています。太陽の黒点は一〇・五年周期、二一年周期で変化して、地球の温暖化や小氷河期をもたらしてきましたが、気象の変化や気候変動だけではなく地球に暮らす私たちの血圧にも影響しているのです。東京やミネソタ州でおこなわれた調査では、太陽活動に伴って血圧が高くなり心筋梗塞や急死が多かったことが明らかになっています（Otsuka K, Cornélissen G, Halberg F. Chronomics and Continuous Ambulatory Blood Pressure Monitoring-Vascular Chronomics: From 7-Day/24-Hour to Lifelong Monitoring. Tokyo: Springer Japan, 2016.）。

地球は時速約一五〇〇キロで自転しながら、秒速三〇キロで、太陽の周りを回っています。私たちは天の川をつくっている数百億の銀河の星と呼応しながら、一時間に六万五〇〇〇キロも動いているのです。血圧が一・三年のリズムで変動するのは、宇宙が奏でるリズムを、われわれ人類が生命《いのち》の中にコピーしていることを物語っています。

紫外線や宇宙線といった宇宙からやってくるものは、生物にとっては害です。そこで、身をまもるため、私たちは体内時計という仕組みをからだの中に組み込みました。有害物質の周期的な到来を予知し、それに対応すべく自律神経・免疫・ホルモンを効率よく働かせるシステムをつくりました。その任を担っているのが体内時計の司令塔である時計遺伝子です。その時計遺伝子が不調に陥ると、不具合が生じます。すでに説明した夜の高血圧（夜間高血圧）、朝の血圧上昇（早朝高血圧）のみならず、少量の食塩摂取でも血圧が上昇する食塩感受性高血圧などを引き起こし、血圧リズムにも様々な異常を生じさせます。血圧ホルモンと自律神経を調節することで、適切な血圧レベルと正しい血圧リズムを維持しているのが体内時計。それゆえ、血圧の異常を感じるときは、時計遺伝子を回復させるべきタイミングです。

男性は怒りで、女性は不安で血圧が上がる

ところで、男性は競争心を燃やしたりするような職場・仕事のストレスには比較的強いですが、怒ったときに血圧が上昇しやすくなります。一方、女性は不安を感じたときに血圧が高くなります。女性は育児や家事分担からくる不満・ストレス、家庭不和の負担、このままでよいのだろうか、大切なものを失うのではないかという不安のほうが、血圧の大きな上昇につながります。

悲しいことを思い浮かべたときに、脳がどのように反応するかを調べたところ、悲しみに反応する女性の大脳辺縁系は、男性のそれより約八倍広い領域で応答していました。これは、女性にとって悲しみがより大きな衝撃になるということを意味しています。実際に何らかの出来事に遭遇する前から動揺がはじまっています。「悲しみを経験するかもしれない」という事態に敏感になると、不安も生じて、それがまた心身に負荷をかけるのでし

ょう。

ちなみに、この結果をもって、女性が職場でストレスを感じていないと思ったら、それは誤解です。ストレスが大きくても、それが男性ほどには血圧に大きくあらわれないというだけのこと。一般に、血圧が高くても、女性のほうが心筋梗塞や脳梗塞になりにくいと言われています。これは女性ホルモンが血管を保護する物質を分泌するからなのですが、一方で不安を感じる状況には血圧はダイレクトに反応するのです。現代では働く女性が増えていますが、職場や仕事にまつわるストレスが不安、悲しみに結びつくときは、男性よりも血圧上昇が大きいので注意が必要です。

とくに、五〇歳をすぎると女性ホルモンが減ってきて、時計遺伝子の働きも悪くなってくるため、男性以上に心筋梗塞や脳梗塞に罹りやすくなります。女性は、どんなときに不安になりやすいか、どうすれば不要な心配事を手放して気分転換できるのか、傾向と対策を練って、血圧を上げないように注意しましょう。

ところで生活リズムの乱れた女性は、男性よりも二倍も不安感が生じやすいということがわかっています。不安感にともなって、食欲が亢進し体重が増加します。心理面では、コミュニケーションがうまくいかないことを悩む、言い知れぬ恐怖感を味わう、全身の倦怠感、疲れやすさを経験するといったことが起こります。

内臓脂肪は万病のもと

さて、次に体内時計と内臓脂肪の関係について述べましょう。内臓脂肪は万病のもとです。内臓脂肪は内臓をぶら下げている腸間膜についており、エネルギーを蓄えておく貯蔵庫であると同時に、一〇〇種類以上ものからだの働きを整える物質を分泌しているところです。血圧を下げ、糖を調節するインスリンの効き目をよくするアディポネクチンや、食欲を抑え肥満を防ぐレプチンといった、生活習慣病予防となる善玉物質をつくっているため、本来はなくてはならないものです。

問題はその量。ＣＴ検査で内臓脂肪量が一〇〇㎠くらいであれば心配はありませんが、それ以上になると内臓肥満という名がつけられて、さまざまな不具合が生じます。

年齢と共に内臓脂肪はつきやすくなります。女性ホルモンのエストロゲンには、内臓脂肪を分解して皮下脂肪に変える働きがあります。ところが中高年になりエストロゲンが減ってしまうと、女性も内臓脂肪が増え、なかでも子宮や卵巣の周囲についてきます。

加齢とともに体内時計の働きが弱っていきます。眠りのリズムや食事、運動などの生活リズムが不規則な人は、いっそう加齢の影響が顕著にあらわれます。二〇〇五年に米国のテュレック博士らのグループが体内時計の乱れが肥満をひき起すことを発見したのをきっかけに、内臓脂肪と時計遺伝子の乱れとの関係が明らかにされてきました。体内時計が乱れて内臓脂肪が増えると、今度はその内臓脂肪が時計遺伝子の働きを弱くするという悪循環に陥ります。その結果、いろいろな病気が起こりやすくなります。

女性の場合は、何よりも便秘になりやすくなります。脂肪が腸のすきまを埋めてしまって腸が自由に動けなくなる、あるいは子宮や卵巣の周囲の内臓脂肪によって直腸が圧迫される、といったことが要因です。

加えて、食べ物が胃酸とともに食道に逆戻りする逆流性食道炎になる可能性も高まります。これも脂肪によって圧迫され、胃の蠕動《ぜんどう》運動が抑えられた結果、食べ物が腸に送られにくくなるからです。

さらには頻尿に悩む女性も出てくるでしょう。内臓脂肪が子宮を圧迫し、その下にある膀胱を圧迫するために、トイレが近くなるのです。まだまだあります。内臓肥満になると、善玉物質ではなく、寿命を縮めかねない悪玉物質ばかりが多くつくられるようになります。

これによって高血圧・動脈硬化、コレステロールの上昇、糖尿病までがあらわれてきます。さらにはがんが顔を出すことも。日本肥満学会は、二〇一六年に出した肥満症診療ガイドラインのなかで、肥満に関連する健康障害として、大腸がん、食道がん、肝臓がん、すい臓がん、腎臓がんとともに、乳がん、子宮体がんをあげています。これは内臓脂肪から分泌される悪玉物質がインスリンの働きを邪魔するからです。

インスリンは、血糖をおさえるホルモンです。ですが、これが過剰に働くと悪さをします。高インスリン血症は、時にがんを招きます。高インスリン血症は、からだの細胞が自然と死ぬ、アポトーシスという現象を起こりにくくしてしまうからなのです。私たちのからだを構成する細胞は、一定のサイクルで新陳代謝を繰り返しています。はたから見れば先週のあなたと今日のあなたは同じように見えますが、体内ではそれぞれ設定された時間にそってダイナミックに細胞が入れ替わっています。腸の細胞は一日サイクルで変わり、胃の細胞は三日で変わります。筋肉や肝臓・腎臓の細胞は一ヶ月後、肌は一〇〇日ごとに新しく細胞が入れ替わっています。

不要になった細胞、あるいはＤＮＡ傷害が生じた細胞の自然死がなぜ起こるのかといえば、それはひとえにがんを防ぐため。内臓肥満の人ががんになりやすいのは、新陳代謝がうまくいかないせいです。二〇一七年、英国のマリア・キルギュー博士は、肥満が原因のがん、肥満とがんによる死亡の関係についての研究成果を報告しました。この報告でも、肥満はがんの最大の危険因子でした。消化器系のがんや腎臓がんとともに、婦人科のがんも肥満と関係していました。肥満がある閉経前の女性で子宮体がんが四九パーセントも増え、閉経後に体重が五キロ増えるごとに、乳がんになる確率が一一パーセントも増えていました。肥満度のＢＭＩ（体格指数のこと。体重キロ÷身長メートルの二乗）が三〇を超える肥満女性は、卵巣がんになりやすいこともわかりました。ＷＨＯの国際がん研究機関や欧米のがん研究施設の報告では、がん全体の三〇〜三五パーセントは、適切でない食事と肥満によるものだと報告されています。これは裏を返せば、内臓肥満を解消することで、ある程度はがんが予防できるということではないでしょうか。

ところで、意外と知られていませんが、肥満は認知症の原因にもなります。脳の神経細胞に作用しているインスリンが減ることで記憶力も低下し、脳の老廃物アミロイドβを分解する力も衰えてきます。たかが脂肪、されど脂肪。内臓脂肪は侮れないのです。

内臓脂肪を増やさない食生活とはどのようなものでしょうか？

コレステロールが内臓脂肪を増やすことはよく知られています。コレステロールが高いから卵の黄身を食べない人がいますが、本当に卵は避けるべきでしょうか？　鶏の卵や、イクラなどの魚卵、イカやタコにはコレステロールが多く含まれていますが、飽和脂肪酸が少ないので内臓脂肪を増やす働きはじつは少ないのです。

避けるべきは、飽和脂肪酸が多く含まれる食品です。肉、牛肉や豚肉の脂、牛乳や乳製品、パンやインスタント麺、チョコレートやスナック菓子が、その代表選手です。

私たちのからだを構成している四〇兆個の細胞膜は、コレステロールでできています。コレステロールは、健康を維持するためのホルモンの材料となるものであり、生命活動を営んでいくためになくてはならない要素でもあります。人間は必要な量の七〇パーセントのコレステロールを、体内でつくり出しています。そのためコレステロールが多く含まれる食品をたくさん摂取すると、体内での生成は抑えられ、数値はむしろ下がる効果があります。

健康な人であれば、卵を食べても自然にコレステロールが下がるようにできていますので、あまり神経質になる必要はありません（とはいえ、卵もほどほどにしなければいけないケースがあります。それは家族性高コレステロール血症の場合です。悪玉コレステロールが一八〇 mg/dL

以上で、アキレス腱が厚くかたくなっている人、手の甲、肘や膝の腱に黄色くかたい膨らみがある人は、この病気の可能性があります。コレステロールを多く含む食品の摂取を控え、食生活の工夫が必要です）。

ちなみに植物性の脂はどうでしょうか。植物性のオイルには不飽和脂肪酸が多いためコレステロールを上げない点は好都合ですが、それでも内臓脂肪を減らすほどの力はありません。オイルはなんであっても中性脂肪の塊なのです。大匙一杯で約一二〇キロカロリーあることを忘れないでください。

健康志向の時代でも減らない糖尿病

さて、糖尿病も多くの人を悩ませる生活習慣病の一つです。国民健康・栄養調査によれば、一日平均エネルギー摂取量は、一九七一年の二二八七キロカロリーから、二〇一五年には一八八九キロカロリーに減っています。健康志向が高まり、食事や運動を意識する人が増えているにもかかわらず、糖尿病は六〇歳を超えると、男性では三人に一人、女性では四人に一人が発症します。なぜこのような矛盾した現象が起きるのでしょう。

理由として考えられるのは、隠れ糖尿病患者の存在です。

インスリンの働きが悪くなるとどうなるのでしょう。からだは、十分に任務を果たそうとして血液中のインスリンを増やしていくため、高インスリン血症といわれる状態になっていきます。これが、いわゆる隠れ糖尿病です。交感神経を刺激し、余分な塩分をからだから出すのを妨げ、高血圧をもたらす要因ともなります。さらには排卵障害と卵子の質の低下を招き、月経周期を乱したり、妊娠しにくくしたり、流産しやすくしたりします。

血糖の変動がよくわかるようになったのは、最近のことです。

二〇〇九年に連続血糖測定装置が開発され、食事や運動による血糖の変動が観察できるようになりました。お腹の皮下組織にセンサーを装着して連続的に皮下のブドウ糖濃度を記録する方法で、血糖値とほとんど同じ測定値が得られます。

次いで、二〇一七年には、フラッシュグルコースモニタリング（ＦＧＭ）システム「Free Style リブレ」が開発され、保険診療で使用されるようになりました。こちらは、上腕のセンサーにリーダーをかざすだけで、一四日間いつでも血糖値が測定できるのが特徴です。

このように、記録計の進歩によって、食事をするとどれくらい血糖が上がるのか、低血糖は起きていないか、夜眠っているときどれくらい低くなっているのかといったことが把握でき、見過されていた高血糖や低血糖の様子が詳しくわかるようになりました。

その結果、健康診断で問題なしと言われて自分には縁がないと思っていた人が、じつは糖尿病だったというケースが出てくるようになりました。空腹時の血糖値が七〇〜一〇〇mg/dlであれば正常血糖、七〇mg/dl未満の場合は低血糖、一一〇までは正常高値、一一〇mg/dlを越えると高血糖と判定されます。食後は、一四〇mg/dl未満であれば正常血糖、一四〇mg/dlを越えると高血糖。二〇〇mg/dl以上の場合は糖尿病と診断されます。

血糖値スパイクという言葉を聞いたことがありますか？　これは、食後の短時間だけ血糖値が急上昇して、再び正常値に戻る現象を指します。健康診断は空腹で行いますので、このとき血糖が正常値だと安心しますが、油断は大敵。血糖値スパイクという現象を知らず甘く見て対処を怠ると、思わぬ不調につながるでしょう。

血糖値スパイクは、食事のスピードが速い人に多くみられます。忙しいと、ついついラーメンやチャーハンといった炭水化物の多いものをいっぺんにかきこんでしまうことがあります。すると瞬間的に血糖が上がり、動悸、冷や汗、めまい、脱力感、眠気、頭痛、集中力の低下など、いろいろな症状を引き起こします。

これと似ているのが、ダンピングという現象です。胃切除手術を受けた人に起こりやすい症状で、食後の短時間に血糖値が急上昇し、その後、急に低血糖になることがあります。こちらも食べ物（なかでも炭水化物）を一気に口にすると、なりがちです。急速に食べ物が小腸に流入すると、腸管吸収が一気に増大して高血糖になり、それを改善するためにインスリンなどが過剰分泌されるため、逆に低血糖になってしまうのです。食後二〜三時間後に、頭痛や倦怠感、発汗、めまい、呼吸の乱れなどが現れるのは、典型的な症状といえるでしょう。食事のときは、できるだけ落ち着いた環境で味わってください。それが、糖尿病を遠ざけるこつです。

時間を味方にする糖尿病対策

では、何を避けて、何を食べればよいのでしょう？

糖質を控えたい、内臓脂肪をへらしたいというときは、やはり炭水化物を控えることをおすすめします。私たちのエネルギーの貯蔵庫は二つあります。一つは必要なときにすぐ利用できる筋肉貯蔵。もう一つは脂肪貯蔵で、筋肉貯金が少なくなったとみるやおら金庫の扉をひらきます。言ってみれば、筋肉貯金が普通預金、脂肪貯金は定期預金のようなものです。余った糖質はグリコーゲン（貯蔵用に、多数のブドウ糖がたくさんつながったもの）になって、筋肉にたくわえられる仕組みになっており、糖質（炭水化物）を多く摂取するとグリコーゲンが増えて内臓脂肪が減りにくくなるのです。

ところで、果物にも糖分はあります。ブドウ糖、果糖、蔗糖の三種類の糖が含まれていることを、ご存じでしたか？　甘みが強いのが果糖で、ブドウ糖はさほど甘くはありません。果糖はブドウやリンゴに多く、蔗糖はバナナやパイナップルに多く含まれています。果糖は血液を巡ることなくすぐ肝臓に吸収されて中性脂肪になります。とはいえ、ブドウ糖、果糖、蔗糖のどれもカロリーは同じですので、みな内臓脂肪のもとになります。

さて、血液中のブドウ糖の濃度（血糖値）が上昇すると、満腹中枢にシグナルがいき、私たちは「お腹が一杯」と感じます。ブドウ糖があまり含まれていない桃、イチゴ、パイナップル、みかんといった果物は、血糖値が上がらず満腹サインがなかなか来ないため、つい食べ過ぎてしまいますが、もう少し食べようかなというあたりでストップする心がけが必要です。

食事のリズム、食べ方が乱れているときは、往々にして生活全般が乱れています。不規則な生活によって、血糖調節のリズムにも乱れが生じてしまいます。食べるものが健康志向でも、食べる環境・タイミング、ひいては活動と休息の時間の配分などを考えなければ、糖尿病はなくならないのです。コホート研究（多数の病気にかかっていない人を長期間追跡観察することで、何が病気の発生または予防に関係しているかを調査する研究方法）では、時計遺伝子の働きに異状がある人は糖尿病になりやすいことがわかっています。ここでは、血糖の変動とリズムについて考えてみましょう。

血糖をおさえるインスリンは、すい臓から出るホルモンです。糖を保存する倉庫である肝臓は、細胞内にある体内時計（子時計）の働きで、インスリンの感受性にサーカディアンリズムをつくっています。

糖尿病の初期には、明け方に急に血糖が高くなるという奇妙な現象があります。これは「暁現象」と呼ばれるもので、ちょうど四〜六時頃のインスリンの効果が出にくい時間に血糖が上昇します。血糖にも体内時計の作用が働いていることを示す、ひとつの事例でしょう。

では、血糖が高くて心配という人は、どう過ごせばよいのでしょう。答えは簡単、この血糖の変動とリズムを参考にすればよいのです。

まず、朝は、午前六〜七時に起床するのが最適です。そして起きてから一時間以内に朝食を摂ると、体内時計の針がリセットされ、高血糖が改善されます。

逆に食べる時刻が遅くなるほど、朝食前の血糖値は上昇します。朝の五時前後から血糖を上げるホルモン（コーチゾールやカテコラミン）が上昇するためです。ですからブランチはだめ。生体リズムを壊す最たるものですから、おすすめできません。

では何を食べるのがよいのでしょうか。

朝はきちんと食事をしたいという方は盛りだくさんの朝食でも結構です。朝食に伴う熱産生（食べ物を消化して代謝する力）は夕食の二倍なので、朝食でカロリーを多めに摂っても、心配はありません。そのかわり昼食は平均的、夕食は少なくするよう調整すると効果的です。一日の摂取カロリーは同じでも、体重が減りやすいのです。血糖の代謝効率からいっても、朝食で多めに摂った方が痩せやすいといえます。糖尿病の人では必要なインスリン量が減り、血糖コントロールが改善します。

朝はまちがっても糖質制限はしないでください。糖質をとると血中のインスリンが増えます。そのシグナルが時計遺伝子を動かして、体内時計の狂いを直しています。糖質を制限することによって、この力が十分に働かなくなります。

ほかにも、糖質をおぎなう理由があります。私たちは一日のうちの三分の一を眠りに費やします。「死んだように眠る」という表現がありますが、寝ている間にからだは「大仕事」をしています。身体を休めて疲れをとり、翌日、十分な精神的・身体的な活動が十分できるようにエネルギーを蓄えています。

レム睡眠のあいだに、昼間接した膨大な情報から、必要なものを保存し、不要なものは捨て去るという高度な選別作業を行い、記憶の整理をします。また脳に溜まったアルツハイマー病の原因物質を洗い流し、傷ついたDNAを修復していきます。ノンレム睡眠という深い眠りのなかでは、免疫力を高め、傷を治し、病気を癒します。このように病気にならないように大仕事をフル稼働でやっているのですが、当然、それには大量のエネルギー源が必要で、その九九・九パーセントは糖質です。朝目覚めたとき、糖質は使い果たされているため、昨今は糖質ダイエットがもてはやされていますが、少なくとも朝食でこれをやるのは禁物です。

くわえて、朝食を抜くのも、当然ながらおすすめできません。朝食抜きはサーカディア

ンリズムを狂わせる要因となります。人間の体内時計は約二五時間でひと回りしていると
すでに書きましたが、地球の自転とのずれを、私たちは朝に光を浴びること、そして朝食
をとることで調整しています（ちなみに、その意味では朝食の欠食と同じくらい回避したいのが、
夜のブルーライトです。夜のネオンなどにさらされ続けると、朝日で時計をリセットするしくみに狂い
が生じます。タクシー運転手など、不規則な生活を続ける人には心筋梗塞・脳梗塞やがんが約三倍も多
いという調査があるくらいです。これは体内時計の不具合からきています）。

ですから、血糖値を上げたくないという人も、やはり朝食は食べましょう。野菜・きの
こ類を十分にとると、食後の血糖上昇が抑えられます。そして食後は、四五分間程度運動
するのが、おすすめです。昼食、夕食のあとに運動するよりも、血糖値を下げる効果が大
きいことがわかっていますので、やらない手はありません。

ところで、朝食にはぜひたんぱく質を忘れずに摂ってください。日本人は朝のたんぱく
質の摂取が不足しています。糖尿病の食事ガイドラインでは、総エネルギーの一五〜二〇
パーセントをたんぱく質から摂ることが推奨されています。とくに、隠れ糖尿病の人にみ
られる血糖値スパイクを防ぐなら、高たんぱく質の食事がお勧めです。

二〇一八年、早稲田大学の柴田重信教授らが、体内時計を同調させる新しい仕組みを解

明しました。これまでは朝食で糖質を摂取すると、インスリンが出て、体内時計の針を調節していると考えられていました。ところが、柴田教授らは、その経路とは別に、朝食でたんぱく質を摂取するとインスリン様成長因子（肝臓や骨格筋などで産生されるインスリンに類似した働きをするホルモン）が分泌され、それが体内時計の針を調整していることを発見しました。平たく言うと、朝食に糖質だけでなく、あわせてたんぱく質を摂取すると、より効率的に体内時計をメンテナンスできることがわかった、ということなのです。たんぱく質に含まれるシステインというアミノ酸が体内時計を調節しています。それゆえ、インスリンがなくても、システインが豊富な食事（かつお、いわし、鮭、秋刀魚、えび、鶏肉などの肉類、カシューナッツなど）をとると、体内時計が血糖値を正常に戻そうとするのです。これは、糖尿病患者には朗報です。

さて、では昼食はどうでしょう？　最もよいのは、一二時前後にランチをとることです。「ビーマルワン」と呼ばれる、食べ物を脂肪に置き換える時計遺伝子があり、その働きが最も鈍くなるのがこの時間帯です。一方、ビーマルワンは深夜に増えるので、就寝前二時間以内の夕食、夜食を控えるのがよいでしょう。夜食や間食の頻度が高い人ほど、Ⅱ型糖尿病（インスリンの働きが低下するために血糖が高くなる病気。一方、インスリンの分泌がない糖尿病はⅠ型糖尿病と呼ばれる）のリスクが上昇します。

夕食についてはどうでしょうか。時間が遅いほど、体内時計が狂いやすく、生活習慣病になりやすくもなります。最適なのは一九時頃。唾液、すい液の分泌が一日の中で最も多く、消化が良くなるタイミングに入る時間です。味覚が最も敏感になるのは一八～一九時の時間帯ですので、その意味でも理にかなっています。

できれば夜は消化のよい食材を選びましょう。主食にそばや麦飯、おかずには食物繊維の多い緑黄色野菜や根菜などを摂ると、胃腸の負担が少なく、次の日の朝食をおいしく食べることができます。空腹で寝られない場合は、温かいスープなどでしのぎましょう。

ちなみに、お酒はなるべく控えたほうがよいですが、健康なとき少量を楽しみたいなら、アルコール分に対する抵抗力が最も高くなる二〇～二一時頃にしましょう。昼間や朝の飲酒は、たとえワインのようなアルコール度数の低いものであっても酔いがはやく回るため、注意が必要です。アルコール分の代謝と排泄にもいつもの倍、時間が必要となり、悪酔いをしやすいことがわかっています。体内時計がアルコールへの感受性を調節しているからです。

年をとるとさほど飲めなくなりますし、酔いから醒める力も落ちてきますが、これは加齢とともに体内時計の働きが弱くなってくるせいです。そのためアルコールの害があらわれやすくなり、依存症にもなりやすくなります。高齢になると、わずかの量の飲酒でも肝障害があらわれやすくなり、また、飲酒が原因で亡くなる人も多くなります。これも体内時計の働きが弱くなって、病気から身をまもる力が落ちてしまっているからです。

アルコールは中性脂肪を増やし、内臓脂肪をつくります。種類は関係なく、お酒は基本的にはすべて内臓脂肪になると思っておいてください。最近は、活性酸素の働きを抑えるポリフェノールが注目されていて、美容によいからと赤ワインで毎日晩酌している人がいます。残念ながら、ポリフェノールのアンチエイジング効果を期待するならボトル三本は飲まなくてはいけない計算です。それだけ飲んでいたら、肝臓などに不具合が生じかねず、本末転倒といわざるを得ません。ポリフェノールはワインではなく、野菜・果物・魚で摂取するのが妥当です。

さて、話に糖に戻しましょう。生理前、無性に甘いものが食べたくなる女性がいます。これは女性ホルモンのプロゲステロンの仕業。プロゲステロンはインスリンの働きを弱くするので、食事を摂った後に血糖を急上昇させます。すると、今度はそれに反応して血糖を下げるホルモンが出て血糖が急降下し、一気に食欲が高まるのです。「さっき食事したばかりなのに、どうして？」と思ったら、まさにこの現象があなたの体の中で起きています。

とりわけ甘いものや炭水化物、また味の濃いジャンクフードがほしくなりませんか？　脳はエネルギー源となる甘味（消化されて糖になる炭水化物）を強く記憶し、食べるたびに快感が湧き上がるようにプログラムしています。また、プロゲステロンには味覚を鈍くさせる作用もあるため、味の濃いジャンクフードやパスタや粉もの料理があなたを誘惑するわけです。

とはいえ、糖分や炭水化物をまったくとらないというのは、お勧めしません。生理前はエストロゲンが減少し、連動して幸せ気分を作り出すホルモンである脳内のセロトニンも減少するため、ストレスに敏感になります。このイライラを解消するためには、セロトニンの原料になるトリプトファンという必須アミノ酸が必要になるのですが、このトリプトファンを脳に届けるためには、糖質が必要だからです。トリプトファンは、豆腐・納豆・味噌などの大豆製品、牛乳・ヨーグルト・チーズなどの乳製品、そば・パスタ・玄米などの穀類、その他ごま・ピーナッツ・卵・バナナ・まぐろ・鮭・かつおなどにも含まれています。豚肉・鶏肉・牛肉にも豊富に含まれていますが、脳内への移行が少ないので、植物性の食材がお勧めです。

生理前の時期は、糖尿病をわずらう女性にとっては苦悩の日々かもしれません。しかし、来るぞ来るぞとその時期に対する心構えをしておくと、必要以上に慌てずにすみます。生理の一週間前から注意深く血糖値の変化を観察して記録してみましょう。

鍵はメラトニン

さて、血糖値の高い人には、さらに注意してほしいことがあります。それは睡眠。糖尿病の予防、悪化防止には健やかな眠りが鍵なのです。

血糖にはサーカディアンリズムがあるため、一日のうちに数値が変動して、昼間は高くなり、夜は低くなります。ところが、連続血糖測定装置で観察すると、不眠の人は夜の血糖値が高く出ることがわかりました。くわえて二〇一二年、パスツール研究所のフローゲル博士らは、メラトニンというホルモンの遺伝子に異常があると、糖尿病になるリスクが六倍にもなることを発見しました。不眠が生体リズムを狂わせ、血糖のリズムにも大きな影響を与えることは間違いがないようです。

メラトニンは、太陽光、食事とともに生体リズムを守る三要素の一つ。寝つきをよくするだけでなく、若返りや健康長寿とも縁の深いホルモンです。メラトニンの不調は不眠をもたらし、日中の眠気を誘い活動量を低下させ、自律神経やホルモンに作用して食欲を促進し、体重を増やします。こういった不健康な悪循環があるため、血糖値も左右されてしまうのです。ちなみに、食事のときによく噛んでゆっくり食べると、夜にメラトニンの分泌が増えて深い眠りに誘われます。食物酵素が豊富なフルーツや野菜ジュースを摂取するとさらに有効的です。

よりよく食べ、健やかに眠る。血糖と上手につきあうにはこれにつきます。

がんになる仕組み

時計遺伝子は太陽と密接にかかわっています。太陽は、光と温暖な気候を運んでくれる一方、紫外線によって私たちの細胞の遺伝子を攻撃します。昼間に降り注ぐ紫外線は、細胞の遺伝子を攻撃します。ＤＮＡの損傷は細胞ひとつあたり、一日五〇万回も発生します。

国際線のフライトアテンダントは、紫外線とともに宇宙線と電磁波などの有害な物質が降り注ぐ環境が仕事場です。そのため、ＤＮＡの修復が損傷のスピードに追い付かず、発がんのリスクが高くなります。アイスランドのラフンソン博士の二〇〇一年の報告では、宇宙線被爆が高かった一九七一〜一九九七年に勤務した人の乳がんリスクは、なんと四・一倍でした。六四種類のがんについて調べたところ、発症リスクは、平均して二・八倍にも達していました。

余談ですが、オゾン層が破壊されると、地球に届く紫外線は増え、発がんリスクは高くなります。人間がオゾン層を守り地域環境の改善に取り組むことは、がんから身をまもるために課せられた使命という気がしてなりません。

さて、私たちのからだの中には、傷ついたＤＮＡを自動的に修復する仕組みが備わっています。二四時間のリズムで繰り返される細胞分裂の過程で、時計遺伝子が傷を見つけ出し、夜、眠っている間に修復して、正常な状態に戻しているのです。この仕組みは「時計遺伝子に見守られた細胞周期」と呼ばれます。

多くの場合は元に戻りますが、たまたま修復できなかった場合、それががん細胞の種になります。しかし、それがすぐさま成長していくわけではありません。免疫が働いて、多くの場合、芽を出したとしても摘み取られます。ところが、不規則な生活によって時計遺伝子の働きが不調になっていると、予防の力が弱くなり、くわえて免疫反応のリズムもこわれてしまうのです。

時計遺伝子の不調が長く続くと、がんの発症頻度が高くなります。ドイツのシルビア・ラブシュタイン博士の二〇一四年の調査では、夜勤を含むシフトワークをしている人を対象に調べてみると、女性の乳がんのリスクは約二倍、男性では前立腺がんのリスクが約三倍にもなることがわかりました。

ところで、シフトワークをしていないにもかかわらず、がんになりやすい人がいます。時計遺伝子のＤＮＡの配列には個人差があるのですが、なかには、生まれたときからその配列が特異な、いわばリズム異常症の人がいるのです。極端な朝型や夜型、あるいは睡眠不足や残業が重なるとすぐ弱ってしまうという人は、リズム異常症の疑いがあります。不規則勤務に就いていなくても乳がんのリスクは約二倍、ラブシュタイン博士の報告では、時計遺伝子に異常がある女性がシフトワークの業務に就くと、三・五倍も乳がんになりやすいそうです。定期的に健康状態をチェックすることが必要です。

時計遺伝子は乳がんの治療効果を高める

女性のがんの中で罹患率トップは乳がんです。二〇一四年の乳がん罹患率は、一〇万人当たり一二〇・三人。一生のうちに罹患するのは一一人に一人です。四〇～五〇代という比較的若い世代が罹患しやすい点も、乳がんの特徴です。

乳がんの多くは食生活などの環境因子の影響が複雑に関与して発病するのですが、乳がんになった人の五～一〇パーセントは、乳がんを発症しやすい体質をもっています。そして遺伝的に乳がんになりやすい人は、卵巣がんにもなりやすいことがわかっています。

興味深いのは、生活リズムが規則的で時計遺伝子が多い人ほど、制がん剤の治療効果が高いことです。女性に特有のエストロゲン受容体という子時計があります。この子時計はからだのすべての細胞にあって、エストロゲンの働きをからだの隅々に伝える役目を果たしています。自律神経や免疫力を調節し、健康の質を高め、病気になることを防いでいるのです。

この子時計が乳がんの細胞にも存在すると、制がん剤の効果が強くあらわれるだけでなく、ホルモン剤も使えるため、進行を抑える効果が高まります。一般に三五歳を超えて発病した人、そして閉経後に罹患した場合、治療効果がよく、転移も少ないといわれています。それは約三分の二の患者さんのがん細胞に、エストロゲン受容体が存在していることが理由です。

卵巣がんも、不規則な生活リズムを長年繰り返していると、時計遺伝子の働きが乱れることでなりやすくなります。アメリカがん協会の調査研究で、二五年以上シフトワークを続けている女性は、不眠の有無とは関係なく、卵巣がんに一・二七倍なりやすいことが報告されています。また、卵巣がんになった人の血液に時計遺伝子が多いほど、生存率が高いこともわかっています。時計遺伝子には、がんを誘発する遺伝子の働きを抑制し、がんになるのを防御している遺伝子の働きを高める作用があるからです。子宮がんも同様です。ハーバード大学の研究報告では、二〇年以上夜勤を続けている女性では、血中のメラトニンが低く子宮がんに一・四七倍なりやすいこと、中でも肥満の女性にかぎると、子宮がんに二・〇九倍なりやすくなることを報告しています。

培養したがん細胞に時計遺伝子を分子遺伝子学の手法で普通の状態以上に多量に発現させたところ、がんが三〇〜三五分の一も縮小したという研究成果が、最近、日本（東北大学の片寄友博士ら）と中国（山西医科大学のLi博士ら）の研究者から相次いで報告されました。時計遺伝子には、がんのリスクを抑えるだけではなく、がんを治す効果まであるのではないかと注目されています。

繰り返しになりますが、時計遺伝子、および体内時計は、就寝起床のリズム、食事のリズムを見直して、生活スタイルを改善することで活躍します。肥満、糖尿病、高血圧、骨粗しょう症などの未病や疾病は、生体リズムを狂わせてがんの発症リスクを高めるので、生活習慣病は十分に治療しておくことが大切です。

体内時計は眠りのホルモンであるメラトニンと協働して、眠っている間に「細胞周期」を整えて、がんの種と芽を摘みとります。夜は深く眠り、メラトニン分泌を高めることが大切です。

そして、体内時計を整えるのに適した食べ物を積極的にとりましょう。コケモモ、ラズベリー、ブルーベリー、ブドウの果皮、ピーナッツやアーモンドの薄皮、リンゴの皮、いたどりなどには、ポリフェノールという植物成分の一種のレスベラトロールが多く含まれています。レスベラトロールは、細胞の老化の原因になる活性酸素を除去し、免疫細胞の働きを高めて、細胞の若返りを図るサーチュイン遺伝子を活性化します。サーチュインには時計遺伝子の働きを強くする働きがありますので、乱れた生体リズムを調整することに寄与します（がん予防の効果が期待される食べ物については、第5章で紹介します）。

アルツハイマー病と体内時計

脳は、年齢とともに皺が少なくなって単調な形に変わり、小さくなっていきます。男性の脳は女性の脳よりも一・五倍のスピードで萎縮します。とりわけ、読み・書き・計算などの論理的思考を担当する左脳が小さくなっていくことが明瞭です。女性では、脳の老化はゆっくりとすすみ、右脳と左脳がバランスよく老化していきます。ちなみに、右脳は、直感やひらめき、図形や映像の認識など全体的な情報処理を担当します。

老化しにくいのは女性ホルモンががんばって働いているからなのですが、女性も油断は禁物です。女性ホルモンが急激に減っていく五〇歳くらいを境に、何もしないまま過ごしていると、脳は急速に小さくなっていくでしょう。スマホや新聞・テレビから得る言語情報ばかりに頼り、新しい体験をしたり感動したりすることをないがしろにすると、衰えを感じやすくなるでしょう。

ところで、二〇一一年にモントリオールの脳科学の研究者が、そして二〇一三年には四川大学の老年医学の研究グループが、アルツハイマー病の患者の脳組織の時計遺伝子を調べました。その結果、アルツハイマー病では時計遺伝子の数が少なく、しかも時計遺伝子に変異があることを発見しました。つまり、体内時計の乱れがアルツハイマー病の病因の一つだったのです。

アルツハイマー病とは、脳の中に溜まって排泄できなくなったアミロイドβという老廃物が、脳細胞の中に入り込んで付着し、脳の働きを妨げてしまうことから起こります。アミロイドβは生体リズムを壊し、睡眠のリズムを狂わせてしまいます。そのためアミロイドβを排出できなくなると深い眠りが得られなくなり、それが病状を進行させるという悪循環に陥ってしまうのです。

アルツハイマー病の初期症状の一つはもの忘れです。記憶の所蔵庫（大脳）から、必要な情報を適宜取り出してくる司書役である海馬が萎縮していくことから生じます。海馬は眠りによって活性化するので、規則正しい生活を送って生体リズムを回復し、環境を整えることで質のよい睡眠につなげましょう。これがアルツハイマー病予防の基本であり、病状の進行を抑える有効な策ということにもなります。

また、意外なことですが、便秘や腹部膨満といった腸の不調も、もの忘れの原因となります。五〇歳を過ぎると善玉の腸内細菌が減ってくるので、納豆・味噌・ごぼう・豆類・ブロッコリー・アボカドなどを摂って、腸内環境を整えることにつとめてください。腸と脳は情報交換しているので、腸を健やかに保つことが脳の健康にもつながります。これについては後の章で詳述しましょう。

生と死をつかさどる一・三年のリズム

さて、突然死にも、体内時計が関係しているという説があります。突然死は、世界の心臓内科医が一堂に会して議論を重ねても、予測することができません。医師は時々「いつも冬になると調子が悪いといっていた人が、冬が過ぎて安心していたら、初夏になって急死した」という話を耳にします。冬から数えて約四ヶ月に何が起きるのでしょう。

考えられるのは、一・三年のリズムとの関連です。一・三年というのは、四ヶ月の約四倍です。

心臓の植え込み型除細動器の記録から、突然死に一・三年のリズムがあることが確認されました。血圧の降下や心筋梗塞にも一・三年のリズムがあります。

また、興味深いことに、赤ん坊が誕生するリズムを解析すると、一年のリズムよりも明瞭に約一・三年のリズムがありました。生と死にかかわるリズムが一致しているなんて、なんともミステリアスです。四ヶ月リズムの突然死と、一・三年のリズムの関連は解明されていませんが、ひとつの可能性として考慮してもよいと思っています。

一・三年のリズムは、太陽・月・地球に由来するリズムからは想定できないため、太陽光とは関連していないという意味合いをこめて、時間医学の研究者は「ノン・フォーティック（non-photic）リズム」と呼んでいます。生命を明滅させる「仕掛け」であるこのリズムは、光の屈折を通しては私たちの目には届きません。朝日や日の入り、季節の移りかわりを意識することで、リズムを整えようとすることがかなわないのです。それゆえ急死が起きてしまうのです。しかし、人間が意識できないというだけであって、一・三年のリズムもやはり太陽や宇宙を源として、地球に届けられる何らかのシグナルにちがいありません。

見ることで意識できる物事は、私たちをとりまく現象のごく一部にすぎません。五感の中で最も情報量が多いのは視覚です。一秒でどれだけ脳が情報を認識しているか、考えてみましょう。視覚は一秒で一〇〇〇万以上の信号を受けとり、脳に送っています。聴覚は一〇〇万個、触覚は四～五万個、嗅覚と味覚からの信号は数千個の情報量です。これらを合わせると、一秒当たり一一〇〇万余りの信号が脳に送られていることになりますが、そのうち人が意識的に処理できる信号は、多くても五〇個です。残りの膨大な信号はすべて、脳にある無意識の箱にしまわれます。この無意識担当の脳は普段は静かで、意識担当の脳（すなわち、私たちのこころ）に語りかけることはありません。どれほど集中しても無意識担当の脳が処理している内容を認識することはできません。

人間にそなわっているさまざまな体内時計は、宇宙の動きに対応したものです。脳の「島《とう》」が、腸や心臓や血管などからだの内からの信号を受信し、無意識のうちに処理しているのです。島は数多くの様々な体内時計の働きと協働して、大量の無意識の信号を処理していきます。無意識の箱に入っている大量の信号処理を無意識のうちに利用することで、人類誕生以来、私たちは環境に適応し、進化してきました。ですから五感でキャッチできない信号があることを心にとめて、病気にならない生活に切り替えていくことが必要ではないでしょうか。

老子は、色なき色をじっと見つめたとき、声なき声にじっと耳を澄ませたとき、形なき形をじっと見据えたとき、ものの形を見、実体を把むことができると語りました。人間は本来、見る・聞くといった五感だけで世界を理解することはできないのです。老子は、意識を超越して、無意識の世界を覗く感覚を磨きなさいと諭し、この真理を「道」と唱えました。

この発見が紀元前数百年頃にすでに語られていることは、大きな驚きです。命とは何か、人間の本質とは何か。それを知るためには、太古から私たち人類が授かってきた恩恵を、五感を超えて理解することが必要なのかもしれません。

第4章　健康と幸福のためにやってはいけないこと

体内時計のためにできることはたくさんあります。健康本などではよく「〇〇をしなさい」という言い方で対策を紹介しますが、この章では、「やってはいけないこと」にあえて焦点をしぼりました。体内時計を正常に働かせるには、本来の無理のないありように戻ることが重要です。忙しすぎたり、頑張りすぎたりする日々や、つい物事をすすめすぎてしまったりする現状を見つめなおしてほしい、そんな願いをこめて、具体的なヒントを状況にそって紹介します。

中高年女性の読者を念頭においた解説もありますが、あらゆる読者の助けになることばかりです。また、男性にとっては、中高年の女性をよりよく理解するきっかけともなる情報もふんだんにもりこみました。

朝にやってはいけないこと

① 寝不足の朝はラジオ体操してはいけない

あなたが寝不足・不眠に悩んでいるなら、朝、激しい運動をすることはおすすめできません。たとえラジオ体操であっても、一生懸命になってはいけません。運動するなら、跳んだりはねたりするようなものではなく、軽めのウォーキングがよいでしょう。目が覚めて一時間は、血圧が急上昇する「モーニングサージ」が起こります。誰でも歯磨き、洗面、トイレのときに血圧が大きく上がるものですが、さらに運動によって血圧を上げてしまうと、人によっては危険です。

血圧に関係なく、そもそも激しい運動は午前中には適さないのです。背骨の骨と骨をつないでいる軟部組織、筋肉や腱も朝はまだかたいため、腰椎や筋肉を傷めたり、転倒して骨折が起こりやすくなったりします。酸素を肺から受けとる気管や気管支もまだ緊張気味で、少しの動きでも負担を感じるでしょう。

ところで、ラジオ体操をおすすめできない理由はほかにもあります。体操のあと、仲間とのおしゃべりやモーニングコーヒーが習慣になってはいませんか？　寝不足の翌日は、会話、喫煙、コーヒーの影響がダイレクトに血圧に反映されます。このことも注意が必要です。

ちなみに、血圧が高くなるタイミングは、朝だけではなく夜にもあります。心筋梗塞や脳梗塞は朝六時三〇分頃に最も多く、次いで多いのは二一時頃です。ですから、夕食後の腹ごなしと称してこの時間にジョギングなどしないように。運動するのに最適な時間は夕刻（一五時〜一九時）です。この時間帯は、一日のうちで最も気道が拡がり呼吸が楽になる時間で、肺と心臓の働きが最高になります。筋肉も柔軟で、たとえ筋肉痛になっても軽くてすむでしょう、ほとんどのスポーツでベストの訓練時間です。動きも敏捷になり瞬発力を発揮できるので、体操やフィギュアスケートなど、正確なタイミングと微妙な筋肉のコントロールが必要なスポーツにも最適な時間です。

②　お通じがなくてもくよくよしてはいけない

体内時計が整っているかどうかを知る一つのバロメーターは、毎朝規則的に便通があるか否かです。不規則な生活がつづくとたいていすぐお腹が変調をきたします。とりわけ便秘はなかなか解消しないので、仕事に集中できない、胃もたれする、快眠できない、気持ちが暗くなってくる……と、長きにわたって生活の質を下げます。

けれど、お通じがなくても、くよくよしてはいけません。そのことばかり考えてしまうとよけいストレスになってしまい、腸の働きがさらに悪くなります。くよくよするかわりに、できることは何かを考えてみましょう。腸のなかには、細菌でできた花が咲いている大きな庭が広がっており、一〇〇兆個もの細菌（善玉菌と呼びます）が種類ごとにコロニー（生活圏のひろがり）をつくって分布しています。その景観が花畑のようであることから、医学用語ではこの状態を腸内フローラと呼んでいます。たくさんの活き活きとした花が咲いている腸内フローラを保つことが、便秘解消につながります。

花を増やすには、善玉菌が必要です。ノーベル医学生理賞を受賞した動物学者メチニコフは、ブルガリア人に一〇〇歳にもなる高齢者が珍しくないことに注目。彼らが長寿なのは、食事でヨーグルトを欠かさないからではないかとにらみ、大腸に棲む微生物のおかげで寿命が延びると考えました。微生物が乳酸をつくりだすことで、大腸にある毒素を消しているという説をとなえたのです。

それ以前にも、下痢で悩んでいたフランスの国王に、トルコの医師がヨーグルトを食べさせたという一六世紀の記録が残っています。ヨーグルトをよく食べる地域の人々は、その効用を習慣的に知っていたのでしょう。

腸の善玉細菌である乳酸菌やビフィズス菌という「花」を増やすために「肥料をあたえる」というこの発想は、現代にも受け継がれています。「プレバイオティクス」という食事法をご存じですか？　善玉菌や食物繊維やオリゴ糖などが含まれる食品の摂取によって腸を元気にする方法をさします。玄米、海藻類、ジャガイモやニンジンなどの根菜、リンゴや梨、タマネギやニンニク、味噌やヨーグルトといった発酵食品が推奨されています。これが、便秘解消に一役買うでしょう。

高血圧の人は、味噌汁は塩分が高いと思って敬遠しているかもしれません。しかし、腸の環境、ひいては免疫力アップという意味では、味噌は優等生ですので少量でもよいのでできるだけ毎日摂取しましょう。味噌などの乳酸菌が多く含まれている食品を十分にとると、腸の中の免疫力が高まり、便通が整って、からだ全体が元気になります。過敏性腸症候群や慢性下痢症候群のような胃腸の病気に限らず、抑うつ気分や尿路感染症、肝臓病、そしてがんなど、多くの病気に効果があることがわかっています。

少し話が専門的になりますが、腸と脳の関係について説明しておきましょう。腸は、第二の脳、小さい脳と呼ばれます。腸の健康状態は脳の働きを映す鏡です。小腸と大腸の五〇〇〇万個におよぶ神経細胞のネットワークが、脳と会話していることがわかったのは、最近のことです。驚いたことに、腸には味覚（甘味、苦味、塩味、酸味、うま味）を感知する感覚装置（医学用語では受容体）が備わっていて、この感覚をもとに脳と会話していました。腸のホルモンは脳のホルモンと話しをし、腸内細菌の言葉で脳とコミュニケーションをとっているのです。腸内細菌によって、自律神経を介して脳と双方向に連絡をとり、三者一体となって、痛み、抑うつ気分、記憶力や意思を調整して、心身の健康を維持しているのです。

眠りを誘うメラトニンの他、幸福感をもたらす神経伝達物質のセロトニンといったホルモンまで、腸がつくっています。人の感情が腸内細菌に影響されているなんて誰が考えたでしょうか。セロトニンの九割は腸でつくられ、腸の動きと働きを調節しています。腸は、脳とともに感情を調節する大切な組織。腸の働きがしっかりしていないと感情も不安定になります。たとえば、嫌な気分のときに食事をすると腸に一層の負担をかけ、その信号は脳に伝えられるのです。

便秘でくよくよしてはいけないというのは、まさにこの点においてです。便秘で腸内細菌がうまく働いていないというのに、さらにストレスを感じてしまっては、本末転倒です。

そんなことよりも、腸内フローラを花満開にするために、そして腸と脳の連携がスムーズにおこなわれるように、具体的な策を試みるべきです。プレバイオティクスのみならず、有効な手がありますので、体内時計を健康に保つコツを紹介しましょう。

1　有機栽培の食物をとる。
2　植物性の食物を主体に、多様性に富む食を心がける。
3　動物性脂肪の大量摂取は控える。
4　できるだけ加工食品、人口甘味料など食品添加物は避ける。
5　生きた微生物を含む、発酵食品などをとる。
6　食べ過ぎ、早食いは避ける。
7　朝食は欠かさずきちんととる。夜食はできるだけ量を控える。
8　朝食の時刻は遅くならないように。
9　悲しいとき、落ち込んでいるとき、怒っているときは、食べない。
10　気の置けない人と楽しく食事をする。

11 胃腸の調子はどうか、腹痛はないか、など、内臓に問いかけてみる。

12 時間が来たからと言って無理に食事しない、本当に食べたいものを食べるなど、体の欲求に従う（ところで、女性は内臓の声を聞く力が優れています。生理や妊娠・出産といった経験によって、不快感や痛みの情報を保管するライブラリーが脳につくられているからです）。

13 朝食前に軽い散歩をする。あるいは、一時間以内の朝食後の運動も効果的。

便秘は生活改善すべきというサイン。食生活を見直して、腸内フローラを活性化させ、ストレスフリーでいきましょう。

③ 台所に大きなスプーンを置いてはいけない

朝は味覚が鈍感なので、朝ご飯をつくるとき、思いがけず多めに塩を入れてしまうことがあります。少量の食塩摂取でも血圧が上昇する食塩感受性の人は、とくに要注意です。朝は血圧上昇の程度が大きいため、朝食の塩分が脳梗塞や心筋梗塞の引き金になってしまう可能性もあります。

人類は少量の塩分で体が機能するようにできています。地球上の生命は海で誕生しました。人類は進化の途中で陸に上がりました。その際、塩分たっぷりの環境を捨て、酸素をとりこんで生活をするようになったため、塩分不足に陥り血圧の維持ができなくなってしまいました。そのためごく少量の塩分でも反応する仕組みを身につけたのです。レニン、アンギオテンシン、アルドステロンという三つのホルモンがそれを可能にしていますが、これらは起床前の時刻から増え始めます。そのため朝食に塩分多めの食事を摂ると、反応が強すぎて血圧が上がりすぎてしまうのです。

朝食を薄味にするには、調味料用スプーンを小さくするのが一番。微調整もできるのでおすすめです。

④　起床後一時間以内にＳＮＳをしてはいけない

健康はおおむね、起床後一時間以内をどう過ごすかにかかっています。窓のカーテンを開けて日差しを浴び、背伸びをしてかたくなった筋肉と腱をのばし、髪を梳いて頭皮の血流をあげましょう。そして心静かに大きな深呼吸を数回しましょう。起床後はコップ二杯の水を飲み、排尿は時間をかけてゆっくりと。これらはみな、体内時計を健康に保つために重要です。寝起きに、ふとんのなかでＳＮＳをチェックするのが習慣という人は、健康になる絶好のチャンスを毎朝ムダにしていることをぜひ知ってください。

朝、起床とともにストレスホルモンのコーチゾル（副腎皮質ホルモン）が上昇し、一日（二四時間）リズムが始まります。起床の時間帯は、眠りを采配していた九〇分時計から、腸と脳の活動を高めるための九〇分時計に切り替わるタイミングにあたっています。さらに、七時間前後の眠りから、覚醒モードに切り替える血管収縮ホルモンが活躍し、八時間リズムが始まる時間帯でもあります。つまり、起床後の一時間というのは、九〇分時計、八時間時計、二四時間時計が協働し、体内時計の健康度をチェックする重要な時間帯なのです。

ちなみに、起床後一時間といわず、朝やっておくとよい物事は次の通りです。

・新鮮な空気を味わいながら短い時間、散歩をする。

・マインドフルネス（瞑想）で自律神経の感度を高めて、交感神経と副交感神経をバランスよく働かせる。

・自分の足に合った靴で出勤する（足裏にはからだじゅうの自律神経の芽が顔を出しています。正しく歩き足裏を適度に刺激することで、五臓六腑の自律神経のバランスが整い、ホルモン力が高まります。つま先にゆとりがあって母趾と小趾にゆとりのある正しいサイズの靴を履きましょう）。

仕事中にやってはいけないこと

①　窓のない部屋で長時間仕事をしてはいけない

目の前のことに釘付けになり、手元だけをみつめ続けていると、脳も心も活性化しにくくなります。

忙しいときこそ、ほんの少しでもよいので、外の空気を吸いましょう。仕事場を離れられない場合は、せめて窓のある部屋へ移動しましょう。午前一一時過ぎまでが光を浴びるのに理想の時間です。体内時計が整えられて、自律神経やホルモンの働きが活性化されます。本が読めるくらいの明るさがあれば、三〇分そこにいるだけでも有効です。

空や町並みをながめていると、いろいろなことが頭をよぎるものです。「今日は雨が降りそうだな」「隣のオフィスに郵便配達の車がとまっているなあ」などと、とりとめもなく思いをめぐらしてみたり。実は、このぼんやりする瞬間がとても重要なのです。

科学の進歩によって、ｆＭＲＩやＰＥＴを用いて脳の活動を画像として眺め、心の動きをはかることができるようになりました。それまで、仕事をする、文章を読む、誰かと話すといった、いわば意識的な行動をしているときだけ脳が活発に活動していると思われていたのですが、二〇〇一年、ワシントン大学医学部放射線神経科教授のマーカス・レイクルが、驚くべき事実を発見しました。ぼんやりしているときのほうが脳は活発で、より広範囲が活動していたのです。この状態は「マインドワンダリング」と呼ばれています。マインドワンダリングは、脳の「デフォルト・モード・ネットワーク」という、複数の脳領域で構成されたネットワークが起動されたときにあらわれます。前頭葉、側頭葉、頭頂葉から、視床、辺縁系までがネットワークをつくって、互いに連繋しながら活動している状態に見られるのです。

ぼんやりしている時も脳は休んではいません。これから起こりうる物事に対応すべく、準備をととのえています。側頭葉にある海馬に「時間の意識」を与え、記憶を呼び起こさせ、未来を創造しているのです。マインドワンダリングの状態を定期的につくることで、意外なアイディアが生まれたり、仕事の効率が上がったりします。つまり今、この場所に釘付けされている状態から解放されるのはとても重要なのです。

脳だけでなく、こころが動くこともやってみましょう。日ごろから以下のことに挑戦してみてください。

・大声を上げてよく笑う。
・こころからやりたいことを意識する。
・自分を肯定する。
・楽しい会話を増やす。
・好きな音楽に触れ、読書、スポーツなどで感動体験を積む（右脳を活性化させます）。
・自然に触れ、五感であじわう。
・第六感を磨いて、無意識の感度を高める（交感神経と副交感神経の二つの自律神経を鍛えることで、第六感が磨かれます。有効なのはからだを鍛えること。疲れた、止めようかな、いやもう少し頑張ろう……。こういった葛藤とともに鍛えていくことで二つの自律神経が磨かれ、それとともに第六感、無意識の感度も高まります）。

②　仕事を九〇分以上続けてはいけない

効率よく仕事をこなすには、九〇分ごとに休息することをおすすめします。それ以上続けると集中力が切れやすくなり、自律神経の働きも乱れます。サーカディアンリズムという二四時間の体内時計についてはすでにご説明しましたね。このリズムを一六区分した九〇分周期で、私たちは昼夜を通し、休息と活動をしています。

仕事にとりかかってだいたい九〇分たつと、お菓子やお茶がほしくなったりします。また、新しいアイディアが思い浮かぶタイミング、神経を使う作業をしているときの作業効率の波、認知・行動機能が活性化する周期も、約九〇分です。

九〇分は環境に適応する、つまり生命を維持し続けるための不可欠なリズムといってよいでしょう。九〇分時計は、「クライ」という時計遺伝子の働きが関係しています。人類は九〇分時計と時計遺伝子クライを駆使して、新しい環境に応答し、適応してきました。

私を含めた研究者チームは、宇宙飛行士の向井千秋さんとの共同研究で、国際宇宙ステーションＩＳＳに六ヶ月間滞在した宇宙飛行士の自律神経活動を解析しました。この調査では、脈拍数や自律神経の副交感神経に、まず二四時間のリズム、九〇分リズムがあらわれました。興味深いのは、九〇分リズムが地上時の三倍の強さで現れたことです。未知の環境に適応するためには、九〇分時計を駆使する必要があるということがわかったのです。

生命活動にとって、九〇分時計はとても重要だということを、ぜひ、記憶にとどめておいてください。

夜にやってはいけないこと

①　満月の夜に喧嘩をしてはいけない

狼男はフィクションですが、人間が本来もつ凶暴性が月と関係しているのではないかという憶測は、荒唐無稽ではありません。真偽は定かではありませんが、ロシア宇宙科学研究所のタマラ・ブレウス博士の一九八九年の調査では、新月の夜と満月の夜をくらべると、暴行、強盗、家庭内暴力などの件数が、後者のほうが有意に多かったことが報告されています。人の攻撃性と周期の関係はまだわかっていませんが、統計的にみて変化が生じる物事がたくさんあるため、考慮の余地はありそうです。

実際、私は患者さんに満月の夜だけは夫婦喧嘩をしないようにとアドバイスしています。私が仲間とおこなった一九八一年の調査で、満月の夜に夫婦喧嘩すると、互いに凶暴になりやすいということがわかったからです。また、ミネソタ大学のハルバーグ博士はモスクワに住む夫婦の聞き取り調査をしました。三年間の口論、怪我、診療所受診などの騒動件数と月齢を調べ、時間医学の手法で解析した結果、やはり月と人間のふるまいには関連があることがわかりました。これは人が地球と月と太陽の影響を受けて生きていることを物語る事例ではないでしょうか。

人の生命活動には、約一ヶ月のリズムが刻印されています。女性の生理周期が約一月であること、心筋梗塞が月の第一週目に多いことを考えると、月の動きがなんらかの変化を与えていたとしても不思議ではありません。

暴力の最たるものである戦争もひょっとしたら月と関係があるかもしれません。「お月さまが囁いた。昔々あの星に、悧巧な猿が住んでいた」という三好達治の詩があります。考えてみればこれは怖い詩です。人間が滅亡するかどうかは、さまざまな宗教や思想をみとめ、他者との共存を楽しむ勇気をもてるかどうかにかかってくるでしょう。広々とした心もちで多様性を受け入れる意志の力を養わねばなりません。せめて満月の夜くらいは、いがみ合いはやめましょう。

② 下弦の月の夕刻に、小さな子どもから目を離してはいけない

ルナー・エフェクト（lunar effect）と呼ばれている現象があります。太陽と月の影響を受けて、呼吸や脈拍が微妙に変化することを言います。悪い結果をもたらすことが多いため、月の魔力とも呼ばれています。

一九九〇年、ハルバーグは、ノルウェーの小児科医ビルガー・カーダ博士の疫学調査を時間医学の手法で再解析した結果、乳幼児の突然死の発症頻度に明瞭な一ヶ月の周期性があること、下弦の月の夜にその頻度が高くなることを発見しました。下弦の月の夕刻から夜の間には、何かしら月の魔力のようなものが幼な児に影響して、自律神経のリズムを狂わせるようです。そのため、いつもは何ともない不具合、ささいなストレスでも、不整脈や血圧の乱れをひき起きしてしまい、命が危険にさらされることさえあります。

月の満ち欠けと関連するリズムはサーカルナーリズムと呼ばれ、潮汐リズムが健康や病気に影響を及ぼします。大潮のときは夫婦喧嘩が多く、小潮のときには子どもの健康が損なわれやすいのですが、その理由はまだよくわかっていません。

いずれにしろ、下弦の月の夕刻は注意を怠らないでください。

③ 悪夢におびえてはいけない

追いかけられたり、怖い思いをしたり、悲しい目にあったり。悪夢は時にリアルで、不気味です。思わず飛び起きて、これは何かの暗示ではないかと悩んだことはありませんか？　気になるあまり、二度寝をためらう人もいるかもしれません。

医学的見地からいえば心配には及びません。夜間は、九〇分単位のレム睡眠とノンレム睡眠が交代であらわれます。レム睡眠は、急速眼球運動をし、喜怒哀楽を調整する大脳辺縁系と視覚野が活発に活動しているのが特徴です。レム睡眠の終わりに差しかかる五～一〇分くらいが夢を見るタイミングですが、レム睡眠が終わってひと区切りのときに目が覚めるために、夢がやたらと鮮明なのです。しかし、再び眠りにつくと、朝目が覚めたときされいさっぱり記憶が消えているでしょう。覚えていないだけで、私たちは悪夢もたくさん見ています。悪夢など珍しい現象ではないのですから、そこに特別な意味を見出すのはナンセンスです。

ところで、途中で目が覚めてしまったときに、朝まで寝ようとして睡眠薬をのむ人もいますが、これはおすすめしません。睡眠薬は眠りと覚醒に重要な体内時計に作用してしまうからです。

夜、目が覚めてしまっても、眠りのホルモンであるメラトニンが十分分泌されていれば、また眠ることができます。おだやかに眠りにつくには、神経を高ぶらせないことが一番。眠れなくてもいらいらしないこと、翌日のことは考えないことが鉄則です。

日中いかに過ごすかが、いかに眠れるかに関わります。たとえば、カフェインを午後の遅い時間にとらないこと、早めに帰宅して疲れをとること。できたら胃に負担をかけないように、夕食は一八時頃にして、糖質と脂肪は少なめにして魚や野菜を中心にすること、夕方はマッサージをする、音楽を聴くなどしてリラックスモードにすることが肝要です。熱すぎないお湯でゆっくり入浴を楽しむこと、からだに合った枕やベッド、寝間着を調えること……。こういった工夫もしてみてください。

曜日によってさけるべきこと

① 日曜日は夜更かしをしてはいけない

私は、かつて高知県の土佐町に住む方たちの協力のもと、二四時間連続の血圧の記録をとったことがあります。七日間調査したところ、どの日も起床後一〜二時間に血圧が最も高くなっていました。これが、血圧のモーニングサージです。

そのモーニングサージが一週間のうちでとびぬけて高い日がありました。それが月曜日でした。休日が終わり、仕事をしなくてはいけないという心理的なプレッシャーが血圧上昇と関係するのでしょう。

日曜日に夜更かしをすると、翌朝の血圧が一層、急激に上がります。心筋梗塞や脳梗塞発症の発症頻度が通常の倍にもなりますので注意してください。

このように、休日の不摂生がたたって、平日の朝に心臓発作などが起きることを、心臓専門医は「ホリデー・ハート症候群（休息日心臓症候群）」と呼んで、注意を喚起しています。高血圧の人はとりわけ休日に羽目を外したり、不摂生をしないようにしましょう。

ちなみに、月曜日に次いで血圧が高くなり、心筋梗塞や脳梗塞が多いのが、木曜日と金曜日です。週の後半ゆえつい羽目を外して深酒しがちですが、一週間の疲労が蓄積しはじめて、体内時計が乱れ始めている時期ですから、どうか気を緩めないように。

② 月曜の朝は寝起きに水を飲み忘れてはいけない

月曜日に心筋梗塞や脳梗塞が起こりやすいのは、モーニングサージだけが理由ではありません。眠っている間に発汗するので、朝の血液はドロドロになっていて固まりやすくなります。その結果が、心筋梗塞や脳梗塞にむすびつきやすいのです。また、起床とともに交感神経機能が亢進します。これも血液粘度を増す要因となりますが、さらに悪いことに、この時間帯は固まった血液が溶けにくくなるタイミングにもあたっています。早朝には、血栓を溶かすt-PAという物質を分解してしまうPAI-1が著しく増加します。血栓予防のため、起床後すぐにコップ二杯、約五〇〇ミリの水を飲むことを忘れてはいけません。

③月曜日に張り切ってはいけない

仕事モードに切り替わる月曜日は、生命に関わる重症の不整脈が起りやすいので、注意しましょう。厄介な仕事や苦手な仕事はできるだけ避ける配慮が必要です。どうしても片付けなくてはならないときは短時間で済ませましょう。月曜から残業などもってほかです。

④第一月曜日の朝は血圧の薬を飲む前にグレープフルーツを食べてはいけない

グレープフルーツの香りは自律神経に作用し、夜の休息モードから昼間の活動モードに体調を切り替えます。グレープフルーツを朝に食べると、血管の交感神経が緊張し血圧が上がります。脂肪細胞の交感神経にも働きかけて、脂肪を分解してからだを温かくしてくれます。

このようにグレープフルーツは、一日を奮い立たせてくれる格好の果物ですが、高血圧の人は食べるタイミングに注意が必要です。まずは血圧の薬を飲んでから朝食を、そしてその後でグレープフルーツを食べるようにしてください。それはとりもなおさず、血圧を急激にあげないためです。また冬は血圧が高くなります。冬場の第一月曜日の朝は、一年で一番血圧が高い時なので、降圧剤を忘れないでください。血圧の薬を飲んだあとになら、グレープフルーツを食べても問題ありません。

また、たとえ高血圧症と診断されていなくても、第一月曜日の朝は脳梗塞や心筋梗塞が起りやすいということを忘れないでください。

⑤ 土日に子ども（孫）の面倒を見るときは、気を抜いてはいけない

下弦の月の夕刻から夜に、幼児の体調が乱れやすいと先述しましたが、もう一つ危険なタイミングがあります。乳幼児の突然死が起きやすい七日のリズムというものがあり、土曜に最も多く、次いで日曜日にも多いことがわかっています。大人の血圧には二四時間リズムが観察されますが、新生児や乳児の血圧には二四時間リズムよりも明瞭に七日のリズムが観察されます。そのことが何らかの影響をおよぼしている可能性が考えられます。

土曜・日曜に幼児の突然死が増える理由は、人のからだに備わっている七日のリズムに、

社会生活のリズムが重なるためでしょう。土日には家族と接する時間が多く、子どもは子どもなりにストレスを抱えるようです。ですから、あなたが子ども（孫）の世話をするとき、特に土日はいつもよりも注意して、子どもから目を離さず、様子をみながら遊ばせてください。

また、子どもをふだんみている大人が、いつもと違う生活をしたあと（海外旅行から帰って間もないとき、退院したあとなど）にも、注意が必要です。子どもの七日のリズムの乱れと、大人の七日のリズムの乱れによって、リスクが高まります。

余談ですが、七日のリズムについては、時間のずれを整える装置が私たちのからだには備わっていないため、調整に時間がかかります。例えば、一〇日間ほど海外旅行したら、二四時間リズムは数日で回復しますが、七日のリズムが回復するのには二～三ヶ月もかかるのです。七日のリズムは、太陽からの磁力線のリズムに七日のリズムが観察されていることから、人が長い年月をかけて宇宙からの影響に適応した結果、生命を守る仕組みとして獲得した生体リズムの一つではないかと私は推測しています。

春にやってはいけないこと

① 暖かくなっても、血圧計を手放してはいけない

春になって血圧がやっと安定したら、ほっとしますね。しかし、油断は禁物です。血圧は、冬だけではなく春先や梅雨の季節にも高くなります。なぜでしょう。私たちのからだには季節（一年）のリズム以外にも、一・三年のリズムが備わっているからなのです。冬は血圧があがる季節。寒さがピークとなる二月を目安にしてみると、計算上はそこから翌年の三〜四ヶ月後、つまり春や梅雨どきに血圧が上がりやすくなるのです。この時期は測定をこまめにし、血圧の変動から目を離さないことが肝要です。

② ゴールデンウィークに海外旅行をしてはいけない

心臓性急死のリズムを解析しているとき、私は仲間との研究で心臓に一・三年の体内時計のリズムがあることを発見しました。これは大きな驚きでしたが、別の視点から生命の営みに、私たち専門家がいうところの「トランスイヤー」リズム（一・一五〜一・四年のリ

ズム。一・三年もここに入ります）があることに気づいていた人がいます。それは、数学者の岡潔（一九〇一～一九七八）でした。

岡は、孫の成長をつぶさに観察して、岡は、「子供は生まれて八か月もすれば順序数がわかる。にもかかわらず、それからさらに八か月もしなければ、自然数の『一』がわからない。これはなぜであろう」と疑問をもちました（『夜雨の声』岡潔、角川ソフィア文庫）。一六ヶ月というのは、すなわち一・三年です。とても鋭い観察眼です。

さて、この一・三年リズムは子どもの成長の質の変化に関係するだけでなく、成人の心身のリズムとも関連があります。四月終わりから五月はじめのゴールデンウィークは、待ちに待った休暇のとき。でもこの時節は、体調をくずしやすい冬からカウントして、一・三年のリズムの健康の谷間（危険時間帯）の始まりにあたっており、やはり体調が乱れやすい期間。体内時計に負担のかかる海外旅行はさけたいところです。万一ゴールデンウィークに海外旅行したなら、帰国後に十分、体調管理することを忘れないでください。

ちなみに、秋の連休シーズンにも海外旅行はおすすめできません。私たちのからだには、一・三年のリズムのほかに、〇・四五年のリズムが備わっています。そのため五ヶ月半ごとに、自律神経やホルモン、免疫力が低下して体を壊しやすくなります。ゴールデンウィークに来る一・三年のリズムの健康の谷間の季節を過ぎて、やっと体調が戻ったと思っていても、次の谷間が一一月ごろにやってきます。これが一一月の連休にあたっているからです。

海外旅行は楽しいですが、日ごろの何倍も精神力と体力を使っていることに、なかなか自覚がおよびません。時差ぼけや、なれない移動も心身を消耗させています。自律神経やホルモン、免疫の落ちやすい時期は、できるだけ避けましょう。

夏にやってはいけないこと

① 怪しいと思ったら問いただすことをためらってはいけない

男性と女性は、ちょっとした誤解やすれ違いから喧嘩になることがあります。

生理学的にいえば、男女の違いは、男性ホルモンであるテストステロンと、女性ホルモンのエストロゲンのバランスの違いです。テストステロンは、危険をかえりみず何かに大胆に挑戦するときの原動力です。リスクの高い取引など、ここ一番という勝負どころで体をはれるのはテストステロンのなせるわざで、もしこのとき勝利を収めると、さらに活発になります。ところが、テストステロンが高まりすぎると、客観的に物事を見る自制心が消え、ともすれば自己中心的になります。自信過剰になり攻撃的になって、些細なことで夫婦喧嘩に発展することもあるでしょう。一方、エストロゲンには、観察力を高め、他者との連繫を大切にし、衝突やリスクを回避させようとする融和の作用があります。もし夫の無神経な言動から衝突しても、大喧嘩に発展しなかったとしたら、それは妻のエストロゲンのおかげかもしれません。

とはいえ、意味のない遠慮は無用です。問題が起きたら冷静に話し合い、誤解を解き、離婚の芽を摘みとることこそが夫婦円満の秘訣。たとえば夫が浮気しているかもしれないと思ったら、問いただしてみましょう。あなたのなかのエストロゲン（テストステロンではなく）を発揮させて温和に冷静に、です。真実が見えないまま悶々と続けると心身が不安定になります。話しを聞いたら疑いが晴れることもあり、互いの気持ちが近づくかもしれません（そして夫婦円満の鍵はスキンシップ。この項目を「夏にやってはいけないこと」にいれた理由は、次項をご参照ください）。

では、夫がクロ判定だったらどうすればよいでしょう。このときもエストロゲンの作用を味方につけ冷静に今後を考えてみましょう。

ちなみに、二〇〇二年の、東京在住のカップルを対象にした私たちの調査によれば、離婚が最も多いのは六月のはじめでした。この時期は健康の谷間の季節で、ストレスをうまく処理できない時候《とき》にあたっているので、この統計の中には、衝動的な離婚もあるのではないかと、私はにらんでいます。つまりトランスイヤー・リズムの仕業だと考えられるのです。残念ながら離婚をすることになっても、癇癪に任せるよりはできるだけ用意周到にすすめるのがベターではないでしょうか。

トランスイヤー・リズムというのは、一・一五～一・四年のリズムをさします。一・三年はこのトランスイヤー・リズムを代表するリズム。リズム解析の対象となる出来事（心筋梗塞、脳卒中、抑うつ気分など）によって、位相が少しずつ異なりますが、自律神経・ホルモン・免疫力の一・三年のリズムの谷間は、ちょうどゴールデンウィークから梅雨どきの時期に相当します。

体調が乱れやすく一番病気にかかりやすい時期であるため、メンタルの疲労も重なりやすく、冷静な判断ができなくなることもままあるということを、ぜひ記憶にとどめておきましょう。

②　愛し合うなら夏を逃してはいけない

セックスは男女円満の秘薬ですが、心筋梗塞の引き金になることもまれにあります。頻度が高いのは五〇～六〇代の男性ですが、つきあって日の浅いカップル、婚約してから間もないカップルでも、セックスが引き金になって心筋梗塞になることがあります。

セックスのときは、血圧が、二〇〇mmHgを超える高さになって、脈拍も一〇〇を超えます。さらに不倫相手や年若い相手とのセックスは、異常なまでに血圧が上がることもわかっています。ほんの数分の血圧上昇であっても、心筋梗塞や脳出血の引き金になってしまうのです。

では高血圧の人はセックスしてはいけないのでしょうか？　私はそうは思いません。時間医学の知恵を利用して、血圧上昇がさほど高くない時期を選べばよいのです。

セックスは素晴らしいものです。人はオーガズムに達すると、穏やかで満ち足りた気持ちになります。男女ともに、愛情ホルモンのオキシトシン、幸せ気分を作りだすホルモンのセロトニン、そしてプロラクチンが分泌されるからです。なかでもプロラクチンは満足感を高める作用がもっとも強いホルモンで、セックスで大幅に増加し、血液中の濃度の上昇は少なくとも一時間は持続します。女性の場合は、プロラクチンが急増すると、オーガズムの瞬間とその後の約一時間、深い満足感が維持されます。

プロラクチンには、心地よい眠りを誘う作用もあります。セックスの後は深く眠ることができ、夜間の血圧を下げる効果も生みだされます。そのほか免疫力を高める効果もあるため、生活の質を高めて健康を維持するのに、セックスは効果的なのです。

夏は、セックスによる血圧上昇はあまり大きくありません。セックスが原因で起きる心筋梗塞は、七月〜八月に最も少なくなり、最も多いのは冬から春です。血圧の観点からいうなら、夏こそが愛の季節なのです。

秋にやってはいけないこと

① 喘息の人は秋に気をゆるめてはいけない

喘息に悩んでいる人は、春先の喘よりも、秋の方が苦しいと感じているかもしれません。二〇〇〇年、東京女子医科大学の数間紀夫博士は、喘息もちの人は、秋に自律神経の働きが乱れやすくなること、脈拍数が速くなることを報告しています。

健康な人でも、天候や季節で気分や体調が大きく影響を受けるのですから、そうでない人の場合はさらに深刻です。ごく僅かの環境の変化が、病気を招いたり、悪化させたりすることがあります。

喘息は気候病の代表です。寒さや雨、曇天、移動性高気圧、あるいは台風が日本列島に近づくと喘息の症状があらわれたり、悪くなったりする人は少なくありません。九月はとくに降水量が多く冬にくらべて雨が長いため、昼夜の寒暖差が大きくなります。そのため自律神経の働きが乱れて、喘息が起こりやすくなります。個人差がありますが、喘息のある人は、秋の気配に注意して、体調管理を工夫してください。

②　気遣いしすぎてはいけない

自殺者の多くは、不安や落胆といった感情を抱え、不眠に悩んでいます。加えて周囲に気を遣いすぎて消耗してしまう人もいるでしょう。二〇〇三年、ミシガン大学のトール・ワーガー博士らは、気遣いをするときに働く脳の細胞が、女性の方が圧倒的に多いことを発見しました。女性の脳を見ると、この細胞が論理的思考をつかさどる前頭葉とともに、感情をつかさどる大脳辺縁系にもありました。一方、男性の場合は前頭葉にあるだけでその数は女性の半分以下でした。女性のほうが比較的社交的で、人に気配りができるのは、脳の働きに由来しているのでしょう。

しかし、気を遣いすぎると、一転、心配性に火がつきます。不安や落胆といったストレスに弱く、その処理が苦手、さらにすぐ不眠になりやすいのも、女性のほうです。こういった要因はなるべく遠ざけなくてはいけません。

秋はとくに自殺企図につながりやすい季節です。二〇〇五年、ハルバーグは、一九六八年から二〇〇二年の間に自殺したミネソタ州の一万五八八一人を調査しました。その結果、自殺には一・〇七年のリズムがあること、自殺は四月に多く、次いで九月に多いことを見いだしています。うつ病や神経症に悩んでいる人は、この時期には注意してください。

冬にやってはいけないこと

① スキーに行く約束をしてはいけない

脳梗塞は一二月以降の冬の季節に多く、次いで三月以降の春に多くみられます。脳梗塞にならないためには、冬は体調を整え、心も平穏にして過ごすことです。そして考えすぎないことがなによりも大切です。

女性はとかく考えすぎる傾向があります。それは脳のしくみからも証明できます。二〇〇八年、台湾の神経科学者、陳博士らのグループは、拡散テンソル画像ＤＴＩを用いて、男女の脳を調べました。脳神経の細胞は凧のような構造をしていますが、男性の脳には凧の帆の部分（灰白質）が多く、女性の脳には凧の糸の部分（白質）が多いことを観察しました。この特徴は、男性の脳は問題を解決するのに優れ、女性の脳は情報をまとめて処理するのが得意であることを意味しています。大脳辺縁系の扁桃核という神経細胞の集団にも男女差があります。男性の脳が自分中心で自信にあふれ、攻撃的な態度をとらせがちなのに対し、女性の脳は、解決策を模索すべく思考を繰り返します。帯状回という感情処理や学習・記憶に関係する脳細胞の集まりが、男性よりも大きいためで、それゆえ「心配脳」になるのです。

たとえば、スキーに行く計画を立てたそばから、雪が降らないことにやきもきするのは、たいてい女性です。雪が降るか降らないかは神のみぞ知ること。人間ができることなどないはずですが、女性は「スキーに行けなかったらどうしよう」と不安になりがちで、頭の中で悩みの雪だるまにおしつぶされてしまいそうになることもしばしば。あまり心配せず、シンプルに考えて、割りきりましょう。最大のおすすめは、雪が降るまでスキーの計画を立てないことです。

②「もっとうまくできたのに」と自己嫌悪してはいけない

二〇〇五年、ハルバーグは私を含む研究者たちと一緒に、心臓突然死を予知するための研究を重ねました。米国、チェコ、ジョージア、香港、スペイン、日本の調査をまとめたところ、心臓突然死はトランス・イヤーのリズムがあること、一一月から二月に多いことを見いだしました。夏よりも一・五倍多くなるので、冬は心を平穏に維持して、体調を整えておくよう気をつけましょう。

年末になると、一年をふり返りますが、そのとき間違っても「あの仕事をもっとうまくできたのに」などと反省したり自己嫌悪におちいったりしてはいけません。男性が比較的、楽観的で面倒くさいことを受け流すことに長け、さほど能力がなくても大胆な行動に出る一方で、女性は内省型で考え込みます。完璧主義なのです。すべて思った通りにできるはずはない、それが人間。そう言い聞かせて、ストレスを抱えないようにしながら、心臓突然死が多い冬を乗り切ってください。

性のサイクルを味方につけるために、やってはいけないこと

① 妊娠を期待するなら、月三回のラッキーデイを逃してはいけない

女性の身体と心には、一ヶ月のリズムが明瞭に刻み込まれています（正確には二八日リズム）。だいたいひと月に一回、月経が来て、体温の降下の波があり、ホルモンも変化していきます。これによってメンタルも変動します。

性欲が高まる周期も、一ヶ月リズムと関係しています。心身のコンディションがよくなり、ホルモンのリズムにのって心身が開放的になる日があることをご存知ですか？　まるで体内時計が魔法をかけたかのように、セックスの喜びが増し、妊娠の可能性が高まるのです。科学が発達した今も妊娠には未知の領域が残されていますが、比較的妊娠しやすいという日があるのはとても興味深い事実です。一ヶ月のリズムに連動して、女性の性サイクルはすすんでいきます。その流れのなかで、チャンスはひと月に三回やってきます。

生理が始まった日から数えて一四日目が、女性にとってもっとも愛の欲望が芽生えるタイミングです。これは、一ヶ月のリズムの真ん中（mid-cycle）で、女性らしさを作るエス

トロゲンがピークになって、排卵にあたる日です。エストロゲンには性欲を高める作用があります。妊娠しやすい排卵の時期に性欲が増すようにできているのは、自然の摂理でしょうか（ちなみに、レズビアンの人も排卵の時期に愛を交わすことが多いという報告があります）。

さて、次いで性欲が高まる日は第八日です。エストロゲンが上昇する時期にあたり、セックスが難しかった生理中、いわば禁欲期間から開放されるときでもあります。医学的な統計でも、最も性交渉が多いのはこの期間です。

ところで、人によっては第二三日、つまり生理が始まる前に性欲を強く感じるでしょう。女性ホルモンには、卵胞ホルモン（エストロゲン）と黄体ホルモン（子宮の働きを調節するプロゲステロン）の二種類があり、脳からの指令によってどちらも卵巣で作られます。二つの女性ホルモンのレベルが高く、レベルの変動も大きくなるときは自律神経や免疫、感情などをコントロールしている脳の視床下部の働きが乱れやすくなり、月経前症候群（ＰＭＳ）が起こります。その一つの症状として、性欲が異常に高まってコントロールが難しくなるという人が出てくるのです。また、二つの女性ホルモンの働きで、骨盤内の血液循環量が充満していることが性欲亢進の原因とも報告されています。

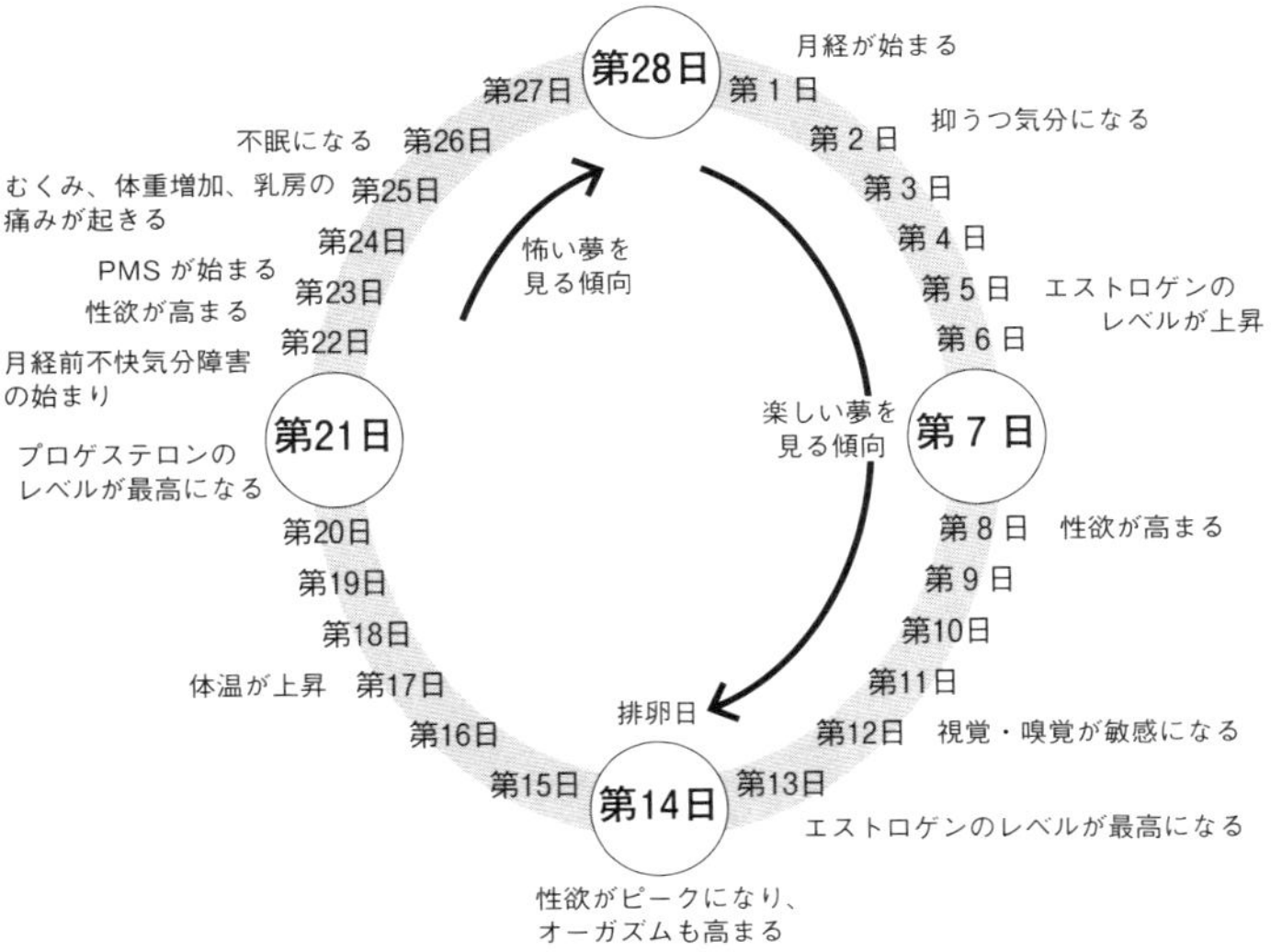
第28日
月経が始まる
第１日
抑うつ気分になる
第２日
第３日
第４日
第５日
エストロゲンのレベルが上昇
第６日
第７日
楽しい夢を見る傾向
第８日
性欲が高まる
第９日
第10日
第11日
第12日
視覚・嗅覚が敏感になる
第13日
エストロゲンのレベルが最高になる
排卵日
第14日
性欲がピークになり、オーガズムも高まる
第15日
第16日
第17日
体温が上昇
第18日
第19日
第20日
第21日
プロゲステロンのレベルが最高になる
月経前不快気分障害の始まり
第22日
性欲が高まる
第23日
PMS が始まる
第24日
むくみ、体重増加、乳房の痛みが起きる
第25日
不眠になる
第26日
第27日
怖い夢を見る傾向

ちなみに、一年のうちで最も性欲が高まるのは秋です。一〇月は、真冬の二月とくらべると二倍以上も性交渉の回数が多くなるという医学調査があるくらいです。その理由は、太陽光が一年で一番清々しいことと、男性ホルモン（テストステロン）のレベルが、男女とも一年で最も高くなるからです。晩秋は、気温が穏やかで太陽光を浴びる時間が多くなります。燦燦とした光を十分に浴びることでセロトニンが増え、メラトニンの分泌量が高まります。セロトニンとメラトニンの二つのホルモンは、女性の性周期の乱れを整えて受胎しやすいからだの環境をつくります。さらに性欲を高める働きが最も強いホルモンであるテストステロンが女性の性欲も高めます。また、秋の夜長が性交渉の回数に関係している可能性があります。このようにいろいろな要因が重なり合って、愛は晩秋に深まります。一年で出産の数が多いのは夏なのですが、これは秋に性交渉が増えることの裏付けといえます。

②「最近、怖い夢が多い」と感じたら、妊娠したい人はセックスしてはいけない

夢の内容には、約一ヶ月のリズムがあります。生理の日から一四日目くらいまでは、比較的楽しい夢を見る時期にあたっています。一方、生理が近づいてくると、事故にあって大怪我をした、追いかけられて怖かった、というような、やけにダイナミックな悪夢をみることがあります。

二三日目から二七日目は、エストロゲンとプロゲステロンの変動が大きく、自律神経や感情などをコントロールしている脳の視床下部の働きが乱れます。そのため、怖い夢を見ることが多くなります。生理が近づくと昼間は抑うつ気分が強くなりますが、眠っているときは脳の感情をコントロールしている部分の活動が高まって、不安な夢を見やすくなるのです。

怖い夢が多いこの時期は、排卵日を過ぎているため、妊娠の可能性は低くなります。妊娠を希望するなら、悪夢が続く前までにセックスすることをおすすめします。

③　生理不順の女性は、テレビをつけたまま眠ってはいけない

生理不順に悩む女性は少なくありません。子孫を残す性だけがもつ複雑なしくみのせいで、ちょっとした不摂生がホルモンバランスの乱れにつながって、体内時計を狂わせてしまうのです。これが生理不順につながります。

ホルモンバランスには九〇分時計が関わっています。ちなみに、瀕死の状態にあって分泌される生命を鼓舞するホルモン（コーチゾール）、また、血圧を正常に保ち、高低のリズムをつかさどる血圧ホルモンにも九〇分の周期がみられます。

生理不順ということは、すなわち生きる上で大切な九〇分時計が「不順」だということ。九〇分時計はまた、性サイクルの一ヶ月時計の働きを保持するための基本ともなります。ですから、生理不順を治すには九〇分時計を正しく働かせることが有効なのです。

どんなことに気をつければよいでしょう。規則正しい食生活、運動習慣、早寝早起きは鉄則ですが、眠りの質をよくすることが早道です。

まず、生理不順に悩んでいる方は、真っ暗な部屋で眠るように心がけてみてください。テレビをつけたままうたたねするような生活はぜひ改めましょう。

また、スマホやパソコンを見るような作業は夜には控えるべきです。眠りをもよおすメラトニンは、神経を休めて、部屋を真っ暗にしないと分泌されません。雨戸を閉めるか、厚手のカーテンをつけるなどして、外から光が入ってこない工夫することもおすすめです。

④ 片頭痛もちの女性は、日めくりカレンダーを使ってはいけない

生理前になると心身に不調があらわれます。これは月経前症候群と呼ばれるもので、ホルモンバランスと関連があります。胸の張り、胃の痛み、不眠症、イライラなど症状は多岐にわたり、程度にも個人差があります。

ここでは多くの女性が悩んでいる片頭痛についてとりあげましょう。定期的にやってくる女性の片頭痛は、エストロゲンのレベルが急激に減少するときに多く起こります。生理が始まる四日くらい前、あるいは生理中に痛みを訴える女性が多く、たいていは朝早く、ストレスの多かった日は夕刻に、そして食事時間が遅くなったりして低血糖になったときにも起こりやすいことがわかっています。

生理周期と関係して起こる片頭痛を、医学用語で「月経片頭痛（menstrual migraines）」と呼んでいます。エストロゲンのレベルが高くなる妊娠中には、月経片頭痛がなくなることがわかっています。

憂うつなことこの上ない月経片頭痛ですが、定期的に来るとわかっているのですから、むしろ対策しやすいともいえます。お勧めしたいのは、月別カレンダーを手に入れること。できればメモを書いたりシールを貼ることができる、じゅうぶん余白があるものがよいでしょう。日めくりではだめ。ひと月のサイクルを把握しながら、生理にまつわる日誌をつけることに意味があるからです。

まず生理予定日に印をつけましょう。そして、それ以前の四日間にマーカーで色をつけましょう。この四日だけは少なくとも不規則な生活をしないと心に決めてください。

具体的には、寝不足を避ける、適度な運動をする（散歩とストレッチ程度の軽い運動でも症状が改善することがあります）、脳の血管の収縮と拡張のバランスをほどよく調節している脳内セロトニンを増やす食事（たとえば玄米食、野菜、果物がよいでしょう）や減塩食を心がけ、一日六五〇ミリグラム（欧米では一二〇〇ミリグラムを推奨）のカルシウムを摂取すること（牛乳なら約六〇〇ミリ、大豆製品なら木綿豆腐一丁と納豆一パックと豆乳飲料三〇〇ミリ、小魚類なら煮干一五尾、あるいはししゃも一二尾）。また、コーヒー、紅茶、コーラ、チョコレートを断ち、飲酒を控えること。ヨガや森林浴、マインドフルネス（瞑想）で自律神経を整えることなどが理想です。四日ルールが習慣化すると、片頭痛は軽減していくでしょう。

カレンダーには、頭痛の程度、体調の変化を書き入れましょう。生活スタイルと症状がどう関係しているかを知る手がかりになります。

さらに、不具合の起きるタイミングを見越した、無理のないスケジュールづくりのために、カレンダーを生かすこともできます。たとえば、生理の初日に頭痛があるなら、その日は神経をつかう仕事はいれないなどの策を講じることができるでしょう。

ちなみに、片頭痛もちの女性で、避妊薬の使用、更年期のホルモン治療を考えている人は、よく医師に相談してください。避妊薬やホルモン治療薬を服薬することで血液中のエストロゲンのレベルが急に変化すると、片頭痛が起りやすくなったり、片頭痛が悪化してしまったりする場合が少なくありません。

人生に悩んだとき、やってはいけないこと

① パートナーを焦って決めてはいけない

「体内時計が人類の転機までつかさどっている」と言うと、まさかと思うかもしれませんね。しかし人間は自然の一部。太陽や地球、宇宙の活動と共鳴して、体内時計が動いていることは、すでに述べてきた通りです。ですから、人類の転機、人生の大きな選択には必然のタイミングがあるかもしれず、それが自然の動きと連動している可能性は十分にあると私は思うのです。

人類の転機という意味で注目しているのは、一〇・五年と二一年のリズムです。

この二つのリズムは、地球のふるさとである太陽の活動のリズムです。空気も水も、地

球に住む私たちも、太陽なくしては生まれませんでした。

太陽活動の黒点の増減（太陽磁場の変動）には一〇・五年のリズムがあります。そして太陽の北極と南極が入れ替わり、太陽磁場の極性が反転するのが二一年周期です。太陽活動にはこのほかに、約二〇〇年の周期があります。地球に約二〇〇年周期であらわれた小氷河期（ウォルフ極小期。一二八二〜一三四二）、シュペーラー極小期（一四一六〜一五三四）、マウンダー極小期（一六四五〜一七一五）、ダルトン極小期（一七九八〜一八二三）は、太陽活動のこのリズムの所為だと考えられています。このように太陽は生物の生殺与奪の鍵をにぎってきました。

一〇・五年と二一年の二つのリズムは、地球環境と人類に大きな影響を与えてきました。木の年輪には、太陽活動が地球上の気温、降水量、日射量や二酸化炭素の量を周期的に変動させてきた歴史が刻まれています。年輪は、大小の気候変動がこの周期で起こっていることを教えてくれます。

気候変動とともに文明・文化の衰退・誕生には太陽活動との関係が見られます。一九九九年、ハルバーグは米国、ロシア、ウクライナ、ハンガリー、デンマーク、英国、日本などの、私を含む世界中の研究者と共同で、太陽活動と、人の誕生と健康、文明・文化の興隆と衰退に関わる大規模な調査を実施しました。その調査では、思いもよらなかったことが次々と発見されていきました。たとえば、太陽活動の一〇・五年のリズムと同期して、私たちのからだの健康度も一〇・五年周期で変動していました。脈拍や血圧、呼吸数や肺活量、副腎皮質ホルモンの強弱と気分の変化、そして出産頻度にまでこのリズムがあらわれていました。一方、出生時の子どもの体重や身長、頭の大きさ（周囲長）には太陽活動の二一年のリズムが見られました。また意欲や攻撃性にも二一年の周期性があることがわかりました。たとえば、宗教の布教活動が大規模に広がる周期や、殺人事件から大戦争が勃発する周期に至るまで、さまざまな犯罪暴力発生率が上がる周期と重なっていました。

さて、活力を生みだす副腎皮質ホルモンも、一〇・五年のリズムをもっています。これが脳の視床下部に影響し、自律神経やホルモン・免疫系の働きを刺激して、気分を高揚させたり沈ませたりしていることを考慮にいれると、人類史上特筆すべき大事件が体内時計と連動しているという仮説を立ててみたくなります。

一〇・五年と二一年のリズムは、意欲や活力のスイッチに関与していると私はにらんでいます。その後の調査で、太陽活動の一〇・五年と二一年のリズムと脳内セロトニンの変動との間にも、同様の関係がみられることを見出したからです。

前置きが長くなりました。スケールの大きな話をしましたが、もしかしたら個々人の人生の転機にも同じリズムが関係しているかもしれません。私は、人生の選択に迷ったら、少し大きなタイムスパンで物事をとらえてみませんか、と患者さんにアドバイスしています。たとえば、あなたが婚活中で、生涯の伴侶を見つけられなくても焦ってはいけません。二〇〇二年のハルバーグらとともに私が行った東京在住のカップルの結婚と離婚のリズム解析調査では、平均で一ヶ月当たり七八六〇組が結婚し、一一一〇組が離婚していました。男女のめぐり会いには、〇・四三年のリズムとともに一〇・五年と二一年のリズムが見られました。

二一歳、その次は三一〜三二歳頃、その後は四二歳、五三歳、六四歳……というふうに、本当にめぐりあうべき人との出会いは、一〇・五年か二一年周期で訪れます。「一生に一度の恋」などという美しい言い方がありますが、私の説では、一〇〇歳まで生きたらチャンスは四〜八回ほどめぐってくる計算です。ですから焦らず、運命の相手を見定めてください。

また、「退屈だからやめよう」、「他にもっと良い選択があるかも」といった、漠然とした理由で離婚を考えている人、転職を考えているという人も、どうか長期的な視点で再考してみてください。

過去に感謝し、現在を信じ、未来に希望をもちましょう。焦っても仕方ありません。一〇・五年リズムと二一年リズムが必要な道を用意してくれることもあると信じて、時を待ちましょう。

②独創的なアイディアを得たいなら、夕方と夜は、一つのことで頭をいっぱいにしてはいけない

一日の仕事を終えた夕方や、ゆっくりお風呂に入っているとき、ふと名案が浮かんだというような経験はありませんか？　ぼんやりした状態（マインドワンダリング）のときにとびきりのアイディアがひらめくのは珍しいことではありません。脳の精神活動には二四時間のリズムと一二時間のルナー・エフェクトのリズムがあり、マインドワンダリングは、夕刻と夜の入眠後の数時間に頻回にあらわれます。

マインドワンダリングには、さらに一〇・五年、もしくは二一年のリズムがあります。

実は一九〇五年六月に特殊相対性理論を発表したアインシュタインは、一九一六年三月にそれをさらに発展させて時空のゆらぎを盛り込んだ一般相対性理論を提唱しています。ま

さに物理学者としての人生を決定する、一〇・五年後の奇跡でした。

もしあなたが何かに行き詰まっていても、焦ってはいけません。一つのことを根詰めて考えるのではなく、リラックスしてお風呂でも入って、ボーッとしてみてください。そうしているうちに一〇・五年後、あるいは二一年後のある日、世紀のアイディアが閃くことがあります。そのときは、体内時計からの贈り物だということを、ぜひ覚えておいてください。

第5章　四〇歳をすぎたらやってはいけないこと

人生には季節があります。生き方や暮らし方を見つめ直す時期、変わっていく体調を受け入れる時期、人間的にも成熟していく時期……。次のステージを活き活きとすごし、老年期とうまくつきあっていくイメージをもつにはどうすればよいでしょうか。

多くの人が、心身の転機を最初に感じるのは、三〇代後半から四〇代にさしかかった頃かもしれません。「ミッドライフクライシス」という言葉をご存知ですか？　自分の人生はこれでよかったのか、新しい道を開くことはできるのか、といった悩みを抱え、人によっては思い悩んだり体調を崩したりすることがあります。これをミッドライフクライシス（中年の危機）と呼ぶのです。懸命に育児をしてきた人にとっては、ハラハラしながら子どもを眼で追う日々を卒業するでしょう。また、結婚生活を卒業する（した）人もいるかもしれません。職場で大きな責任をまかされている人、あるいは出世以外の道を模索している人もいるでしょう。いずれも夢中にとりくんできた物事が一区切りし、これまでの価値観・やり方以外の道を模索することになる時期です。

からだもまた転機にさしかかります。四〇歳からは、健康を維持し病気を予防している生命の仕組みが乱れやすい時期。自律神経や免疫系も、老年期に向けた変化がそろそろあらわれ始めるでしょう。それゆえ、疲労回復のほかに、ダメージを受けない生活についても考える必要が出てきます。

年齢が重なっていくと、心身ともに変化はどんどん増えていきます。できたことができなくなったり、それまで注意を払わなかったことが気にかかったり。四〇代は変わりゆく人生の最初の入り口にあたります。そこで、この章では、四〇代が注意するべきことからはじめ、そのほかの年代についても「やってはいけないこと」を紹介していきます。

体内時計の見地のみならず、健康全般からいえること、日々の臨床経験からいえることをもりこんで、いかにして人生のこれからを充実させるか、アドバイスしましょう。

四〇代でやってはいけないこと

① 午後まで寝ていてはいけない

仕事上の大きなチャレンジをしたり、子どもの高校・大学受験などで神経をすり減らしたりしている方も多いはず。

四〇代はホルモンバランスが変わる時期ですが、同時に状況の変化、外的な要因がストレスになって、生理不順になったり、なんとなく体調がすぐれないということも起きるようになります。

くわえて、時計が狂い始めるのもまた四〇歳をこえたあたり。体内時計を正常に動かすために重要な役割を果たしているメラノプシンという細胞があります。私たちは朝、光をあびることで二五時間リズムを二四時間リズムに調整しています。網膜にはいってきた光は信号化され脳の体内時計に届けられますが、このとき網膜にあるメラノプシンがその運搬役を果たし、ちゃんと体内時計が調整されたかどうかを見張っています。このメラノプシンが減ってしまうと体内時計が狂ってしまうため、体のあちらこちらに不調が生じてしまいます。

メラノプシンを活性化するには、朝の日差しを浴びるのが一番です。寝室の窓をあけ、光を部屋にいれてください。同じ太陽光でも昼間の光と朝の光はちがいます。朝の早い時刻の光ほどメラノプシンの活性化に有効で、午後の日差しにその力はありません。遅くとも正午までには光を浴びましょう。

② 体を動かすのに適した時間に運動ができなくても、悲観してはいけない

健康になりたいなら、夕方に運動するのが理想です。夕方は一日の中で、最も怪我をしにくい時間です。さらに、血圧と脈拍数がほどほどのレベルで保たれて運動しやすく、気道もひろがっているので呼吸が楽になり、肺の働きもスムーズです。筋や腱がしなやかで俊敏な動きができる時間帯でもあるので、たとえば、ゴルフでハイスコアを出したいときも、夕方がおすすめです。

とはいうものの、サラリーマンは夕方に運動することは難しいでしょうし、主婦にとっても買い物や炊事、子どものお迎えなどに忙しい時間帯ゆえ、なかなか運動は難しいと思います。

夕方に運動ができないことを悲観してはいけません。内臓肥満の予防と解消という関点からいえば、最も効率の良い運動時刻は、実は夕刻ではなく午前中なのです。朝食をすませて家事を一通り終えた頃、一一時頃のウォーキング（有酸素運動）が最も効果的です。一〇時くらいから昼食前の間に、一〇数分の運動を毎日繰り返すことができれば、なお有効です。サラリーマンで営業職という人は、午前中の電車移動の際に、駅を一つ手前で降りて、歩いてみましょう。

内臓肥満の予防と解消には、体内時計を味方につけた食事の方法を知る必要があります。朝食に、パンや米飯などの糖質とともに魚や卵などのタンパク質をとること。朝食と昼食は十分に塩分を控えること。二二時以降の夕食は避けて、夕食後三時間は経ってから床に就くことなどがよいでしょう。

朝はとくに重要で、このように時間栄養学を考慮した朝食をとると、食事とともに分泌される血糖を下げるホルモン、インスリンの効率が高まります。その分、少ないインスリン量で自律神経の働きが整えられ、免疫力とホルモン力が活性化されます。そして、体内時計も活性化され、運動の効率が高まり、内臓脂肪が減っていくのです。

人間には、使うエネルギーを少なくして余ったエネルギーを脂肪に変えて蓄える倹約遺伝子があります。昔、食料の確保が難しかった時代、少ないエネルギーで生きることが人間の生存の条件でした。これはそのために獲得した遺伝子だと考えられています。日本人は五〇種類もの倹約遺伝子を持っています。そのため白人や、アフリカ系の人に比べて、内臓脂肪が付きやすいのです。

女性ホルモンのエストロゲンには、内臓脂肪を分解して皮下脂肪に変える働きがあります。四〇歳を過ぎて内臓脂肪が目立つようになってくるのは、女性ホルモンが減り始めているからです。内臓脂肪の予防、つき過ぎた内臓脂肪を減らすには、インスリンの効き目をよくするアディポネクチンの分泌を促す玄米食を楽しむことや、機会あるごとに脂肪を抑える大豆や海草をとり、肉だけではなく魚をとることを心がけましょう。

③ 受験勉強中の子どもにおやつを用意するタイミングをまちがってはいけない

私たちは時計を見ながら生活しているため、心理的にも六〇分を一つの単位としてとらえがちです。子どもが受験勉強をしていれば、「一時間たったから、ブレイクしたい頃に違いない」と、お茶やお菓子を差し入れたくなるかもしれません。しかし、体内時計の観点から、あえてこれに「待った」をかけましょう。

人間の集中力がつづくのはだいたい九〇分です。六〇分でブレイクがはいると、リズムが乱れ、勉強が効率的にはかどらなくなることが考えられます。

また、母親自身の九〇分時計を守るため、というのがおすすめしない二つ目の理由です。四〇代にはいると、女性ホルモンのエストロゲンのレベルが変動し、二八日リズムが影響をうけやすくなります。二八日のリズムの鍵をにぎるのは、九〇分リズム。睡眠不足、ストレス、不規則な食生活によって九〇分時計が狂うと、二八日時計は黄色信号を点滅させるのです。九〇分の生活リズムをととのえるべきときに、六〇分ごとに「仕事」を課してしまうのは、おすすめできません。

これからは子どもを静かに見守ってみましょう。おやつの差し入れは、せめて九〇分に一回にしてみてはどうでしょうか。子どもにとっても、母親にとっても、最適なリズムといえます。

④「食後のデザートは別腹」を甘くみてはいけない

甘味には果糖とブドウ糖がありますが、注意したいのは、甘味がとても強く、フルーツジュースや炭酸飲料の添加物として広く使われている果糖です。

ブドウ糖は血糖を上げて腹時計に働きかけます。「ああ満腹だ」と満足感を感じるのはブドウ糖の働きによるものです。一方、果糖は血液の中に含まれることなく、すぐに肝臓に吸収されて中性脂肪に換えられてしまいます。そのため血糖値が上がらず腹時計に働きかけないので、「食後のデザートは別腹」感覚でとりすぎてしまうのです。

それゆえ、内臓脂肪がつきやすくなる四〇代の女性は、内臓肥満にまっしぐら。ぜひ今日からは、食後のデザートはほどほどに。

⑤ ストレス発散と称し金曜日に遊び呆けてはいけない

一九九一年、ミネソタ大学のジャメーン・コルネリセン教授の調査では、脳梗塞や心筋梗塞は月曜日に多く、心筋梗塞は金曜日にも多く発症することを報告しています。「脳梗塞とか心筋梗塞なんて私には関係ないわ。まだ心配する年齢ではない」とたかをくくってはいけません。日本人の食事は欧米化して、和食の頻度が少なくなってきました。そのためコレステロール値が高くなり、四〇歳前後でも心筋梗塞になる人が増えています。

コレステロールが高い人は、仕事のストレスを金曜日の帰宅時に一気に発散させようとしてはいけません。二〇〇四年のハルバーグ博士とコルネリセン教授らの調査では、金曜日の夕刻は、自律神経・ホルモン・免疫がもつ二四時間、一二時間、三・五日の体内時計の防御の仕組みの谷間が重なって、心筋梗塞が起こる可能性が高い時間帯ということがわかっています。すでに一・三年のリズムが突然死と関わっているかもしれないと述べましたが、複数のリズムが防御の仕組みを備えていても、たまたま谷間が一致していると、血圧が上がり、心身が興奮するような場面で運悪く死の扉が開かれ、心臓突然死を起こすこともあります。

コレステロールが高い人のなかでも、ＬＤＬコレステロールが一八〇を超える人は、若くして心筋梗塞や脳梗塞になってしまう頻度が高くなります。家族性高コレステロール血症という遺伝性の病気の可能性もありますので、心臓病の専門医を受診してください。

五〇代でやってはいけないこと

①オーロラを見に行ってはいけない

四〇歳で乱れ始める女性の体内時計は、五〇歳を境にさらに乱れやすくなります。女性ホルモンのエストロゲンが急激に減少し、血液検査ではほとんど測れないくらい減ってします。エストロゲンが減ると、エストロゲン受容体という名の女性だけがもっている体内時計に影響が及びます。この体内時計は全身の細胞にあって、自律神経や免疫力を調節し、月経周期のリズムを調節して、健康の質を高め病気を防いでいるのですが、この体内時計の働きが弱くなることによって、体じゅうにあるほかの時計の針と調和しなくなり、心身ともにストレスに弱くなってしまうのです。

生体リズムが崩れやすい五〇代にさしかかったら、オーロラを見に行く計画はたてないようにしてください。太陽は約二七・三日の周期で自転しています。女性の性のサイクルとほぼ同じです。女性のからだに太陽のリズムが直接的に刻みこまれていることに、大自然の摂理がみてとれます。それゆえでしょうか、太陽は女性にダイレクトに悪影響を及ぼすことがあります。

太陽は、二七・三日ごとにプラズマと呼ばれる電離したガスとともにさまざまな波長の電磁波を、地球に向けて吹きつけています。これが太陽風です。オーロラは、強い太陽風が、地球を取り巻く磁場のカーテンを激しくゆらすために起こる現象です。とても美しい光景ですが、これがじつは自律神経やホルモンにとっては天敵なのです。血圧が上昇し、脳梗塞や心筋梗塞の誘因になるだけでなく、メンタルにも作用します。太陽風が私たちの脳に作用して、幸せ気分のホルモンといわれるセロトニンを分泌する、セロトニン神経を過剰に刺激して、精神活動の制御を乱れさせ、不安、抑うつ気分、パニック症状や、ばかばかしいと感じていてもそれを気にせずにはいられないといった強迫観念を芽生えさせてしまうからです。

太陽活動が盛んになり、オーロラが激しく舞う周期は、一〇・五年、あるいは二一年です。このタイミングは人体に影響を及ぼします。私がチームで行った観察研究でも、高血圧が落ち着いて一〇年たったからもう安心と思っていたのに、オーロラが激しく舞ったときに再び血圧が上昇したというケースを確認しています。

季節性うつ病という病気をご存知でしょうか。日照時間が短い秋や冬になると気持ちが沈み、暖かくなると元気になるのが季節性うつ病です。北極圏に近い町では、秋や冬になると、体内時計の働きが乱れて気持ちが沈みこんでしまう人が多くいます。この病気の頻度もオーロラの影響を受けて変化しますので注意したいところです。太陽風の強さには一〇・五年、二一年のほかに〇・四年、一年、一・三年などのリズムがあります。「当たり年」をねらってオーロラ観賞ツアーを計画している旅行会社がありますが、心身の健康面では注意が必要です。

② 世界一周旅行をしてはいけない

五〇代になってから、時差ぼけがひどくなったことを実感しませんか？　時差ぼけは、エストロゲン受容体がうまく働かなくなり、脳の親時計（体内時計）の働きとの連繫が妨げられて、リズムが狂ってしまったために起こります。

海外旅行では体調管理が難しくなって、現地時間にあわせてコンディションを整えるのはひと苦労。飛行機が目的地に近づき、機内アナウンスで現地時間が知らされると、いそいそと乗客が時計の針をあわせますね。体内時計の場合には、それが数日ほどかかってしまうということなのです。

年齢を問わず時差ぼけは起こります。若いときですら、体内時計の針を調整するのに時間がかかるのですから、バランスを崩しやすく変化の影響を受けやすい中高年にとっては負担が大きいもの。血圧や心臓の時計は比較的短時間で現地の環境にあわせられますが、体温調整（すなわち体内時計）や排便（すなわち腹時計）のリズムは時間がかかります。帰国したらしたで、時差ぼけが長びいて二〜三ヶ月続くことすらあります。その間にさらにいろいろな不調が出てくる人もいるでしょう。

時差ぼけが影響を与えるのは、二四時間のリズムだけではありません。からだが慣れ親しんでいる曜日感覚がずれると、一週間のリズムも崩れてしまいます。そうなると、一ヶ月（二八日）のリズムも大きく狂い……というふうに、からだにあるたくさんの体内時計がずれていきます。楽団がてんでばらばらのメロディーを奏でているような状態です。

からだを動かしている精妙な体内時計は、飛行機で日付変更線をひとっ飛びするような状況には完全には対応できません。ですから、体内時計が乱れやすい五〇代以上のあなたには船旅をおすすめします。時差ぼけを移動中に解消しながら、ゆっくりと世界を巡ることが、体に最もやさしいベストの選択です。

ちなみに、帰国後に時差ぼけに悩んだら、次のことが効果的です。

１　旅行前の起床時間と同じ時刻に起きる。最初はつらいかもしれませんが、日本時間にあわせ、一日のスタートを切ることが大切。

２　起床後一時間以内に朝食をとる。

３　午前中に三〇分程度の日光浴を。

４　夜は電気を消して眠ること。

５　朝起きたらまずは身だしなみを整え、心ゆくまで化粧をすること。

これで一日のスイッチがはいります。

朝起きるのがどうしてもつらいときは、明るい光を放つ目覚まし時計を使いましょう。太陽光に近いLEDライトが徐々に明るさを増し、朝日をあびるような効果をもたらします。光が体内時計のスイッチをいれるので、負担なく目を覚ますことができるでしょう。また、時間管理をして本来の生活を健康的にとりもどすためのスマートフォンのアプリ（「からだの時計」ほか）もあります。こちらは、ベストな食事の時刻や睡眠時間などを教えてくれます。

③ 更年期不眠の人は、一九時以降グレープフルーツを食べてはいけない

五〇代になると、熟睡できない、トイレに行きたくなって夜に目が覚めてしまう、という悩みをかかえるようになってきます。さらに、忙しい日々が続くとストレスがたまるもの。朝すっきりと目が覚めないこともストレスになって、ますますイライラするようになると、これはもう完全に悪循環です。

更年期の睡眠障害には、アロマセラピーが効果的です。自律神経に働きかけて、健やかに眠りに導いてくれる香りの力を借りましょう。おすすめはヒマラヤスギや檜といったセドロール系、そしてラベンダー、セージです。夜、アロマセラピーでこれらの香りを楽しむと、副交感神経の働きが高まりリラックスします。夜用の美容クリームに、エッセンシャルオイルをほんのすこし混ぜておいても、気持ちが穏やかになり、健やかに眠りにはいることができるでしょう。

副交感神経が優位になると、気持ちが落ち着き、体内時計の乱れも調整されます。また、紫外線で傷んだ肌を修復する成長ホルモンの分泌が高まり、美容効果も高まります。

興味深いことに、朝香りをかぐと効果的なもの、午後かぐと効果的なものがあります。効果が時間によって異なるのです。

たとえば、朝、グレープフルーツを食べると交感神経があがり、シャキッと目が覚めますが、夜に食べてもあまり覚醒効果はありません。とは言え、更年期不眠の人は、一九時を過ぎたら（床に就く四〜五時間前）、グレープフルーツは避けたほうがよいでしょう。自律神経のリズムが乱れているため、覚醒作用に過剰に反応する可能性があるからです。

ちなみに、人間のもつ本来の力をつかって、最新の医薬技術によって快眠と快適な目覚めを目指す試みがあります。それが、オレキシンを調整する新薬です。オレキシンは、眠りと目覚め、胃腸の働きや体重を調節し、ひいては体内時計の働きを円滑にしているホルモンです。不眠はこのオレキシンの機能が亢進してしまう状態なので、これをコントロールして健やかな眠りを取り戻そうというわけです。これまでの睡眠薬は、無理やり寝かしつける作用をもつものばかりでした。一方、オレキシンの働きを調整するこの薬は、冴えて仕方がない頭の興奮をゆるやかに抑えてくれます。メラトニンの働きを調整する薬と一緒に服薬すると、効率よく自律神経力・ホルモン力・免疫力が整えられます。ごく少量でも有効ですので、体内時計の働きが弱くなり始めている中高年の健康維持という意味でもおすすめです。

④ 更年期を過ぎた女性はシフトワークに就いてはいけない

五〇歳をすぎると女性ホルモンが減り、女性は男性以上に心筋梗塞や脳梗塞に罹りやすくなります。体内時計をつかさどる時計遺伝子の働きが不調になるため、とくにサーカディアンリズムから外れた行動が増えると、高血圧のリスクは増大します。

ですから、五〇歳を過ぎた女性にシフトワーク（交替制勤務）は、おすすめできません。不規則な勤務はまっさきに血圧を上昇させます。不眠、糖尿病、消化性潰瘍、虚血性の心疾患、乳がんのリスクがあがることもわかっており、シフトワークを一〇年以上続けた場合、心臓病による死亡のリスクは二・三二倍というデータまであるほどです。

更年期をすぎた女性の場合は、体内時計をもとに戻すのに相当の時間がかかります。これは、中高年になると時差ぼけから回復するのに日数がかかるのと同じ理屈です。

どうしてもシフトワークに従事しなくてはならないときは、日数を限定してください。その期間が終わったら規則正しい生活に戻して、体内時計をいたわりましょう。

余談ですが、宇宙飛行士に心電図をつけてもらって、自律神経の状態と体内リズムを調べたことがあります。国際宇宙ステーションの中は飛行機内と同じくらい薄暗いため、日の光を十分に浴びることはかないません。また、九〇分で地球を一周するため、昼間の活動時は交感神経が優位に、夜は副交感神経が優位に、という本来のリズムが狂ってもおかしくない状態にあります。まさにシフトワークの究極のような仕事環境です。

大きな負担がかかっているだろうと思っていたのですが、結果は意外なものでした。確かにステーションについて間もない時期はリズムが乱れますが、宇宙での生活に慣れて滞在日程の後期になると、二四時のリズム（サーカディアンリズム）は、地上にいるときよりも整っていたのです。それは、地上より規則正しい生活をしていたことが理由でした。ステーションでは、一日六・五時間仕事し、睡眠には八・五時間をさき、週休二日制を厳守しています。食事は三食、運動も計画どおりに行います。朝はコンピュータでブルーライトを浴び、夜は光を暗めに調節するなど、照明も体内時計のしくみを考慮したものになっています。宇宙空間で体内時計を乱すと取り返しのつかないミスにつながる可能性があるため、不安やストレスがたまらない工夫がしてあります。つまり、この結果は、たとえ宇宙であっても、規則的な生活に戻せば本来の体内リズムを保つことが可能だということを示しているのです。

日々の暮しが良薬です。シフトワークをしたあとは、ぜひ意識して健康的な生活スタイルを守ってください。

⑤ 歯の治療を忘れてはいけない

自分の歯はどのくらい残っていますか？　二〇一六年の厚生労働省の歯科疾患実態調査によれば、二〇本以上歯が残っている人の割合は、五〇〜五四歳を境に減少しています。六〇代後半では七割強、七〇代前半は六割強と減っていくため、五〇代のうちから歯の健康に留意しておくことが賢明です。

なぜ私が専門外である歯について説くかといえば、歯のあるなしが、からだや脳と関係があるからなのです。

歯が多く残っているほど、要介護状態になりにくいことがわかっています。要介護になると、加齢によってかかる病気も増えていきます。そうなる前に歯の健康をぜひ維持していただきたいのです。

歯がたくさん残っている人は認知症にもなりにくいと言われています。私が仲間とともに行った北海道浦臼町と高知県土佐町における高齢者の調査でも、同じ結果が観察されました。

歯周炎があると、脳出血の可能性も高まります。歯周炎は弱い炎症のため放置されがち。そのあいだに慢性の炎症が続いて免疫の働きを刺激し、脳の血管にも炎症が波及することがあります。その結果、動脈硬化が進行して脳出血が一〇倍以上も起こりやすくなるのです。さらに、内臓肥満の人が歯周病になると、菌が内臓脂肪に働きかけて老化を早める悪玉物質を増やしてしまいます。

口の中で起きている小さな異変が、思いもかけない不調につながってしまいますので、自分の歯を大切にしてください。

六〇代でやってはいけないこと

① 夫が定年退職したら、同じ寝室で眠ってはいけない

現在、定年といえば、多くは六〇歳あるいは六五歳です。夫が退職すると生活が変わり、なれないうちは夫婦共々ストレスがたまるでしょう。子どもが独立していたら、二人きりで顔をつきあわせる時間は長くなります。夫の言動にイライラし、心身に不調をきたすほど滅入ってしまう女性は珍しくなく、夫源病《ふげんびょう》なる言葉も存在するくらいです。夫は夫で第二の人生をスタートしたのになぜ妻は協力してくれないのか、と鬱屈を募らせるかもしれません。

寝室の空調の温度や、テレビを消す消さないといった些細なことも喧嘩につながりがち。不眠に悩むことの多い六〇代にとって睡眠時間は貴重ですから、夫婦関係の平安のためにも、体内時計を守るためにも、いっそ寝室を別にしてみましょう。

ところで、六〇代になると、不思議な睡眠現象があらわれることがあります。レム睡眠の時間がくると私たちは夢を見ます。このとき普通はからだが動きません。寝返り一つ打

たない状態です。しかし、人によっては手足が動いてしまうことがあるのです。一種の病的睡眠です（レビー小体型認知症の初期に多くみられます）。定年退職後の生活変化によるストレスがあるとおのずと悪夢が増えるでしょう。たとえば夫が夢で喧嘩をしていようものなら、どうなるでしょう。隣で熟睡している妻をそうと知らずベッドから蹴りおとしたり、腕を振り回してけがをさせたりすることが、ひょっとしたらあるかもしれません。不足の事態をさけるためにも、定年退職した夫とは寝室を別にするのが賢明です。

② 不眠に悩む人は、地域活動に消極的ではいけない

六〇歳を超えると、眠りを誘うホルモンであるメラトニンが、若い時の一〇分の一以下にまで低下します。六〇代におなじみの「寝付けない」「途中で起きてしまう」「眠りが浅い」「たくさん寝ているのに疲れがとれない」という悩みは、メラトニン不足からくるのです。

メラトニンは、夜、真っ暗闇で眠ることによって、そして日中、十分な日の光をあびることによってたくさん生成されます。昼夜のメラトニンのリズムを整えるのは脳にある体内時計。つまり、太陽とともに過ごすシンプルな生活スタイルにもどせば、体内時計がス

ムーズに働き、不眠解消にも一役買うというわけです。

ビジネスマンの場合、定年して社会の第一線を退くと、生活環境ががらりと変わります。通勤もなければ、得意先を回ることもなくなるので、昼間に十分な日の光をあびる機会が減ります。さらに、運動量が減って、適度な緊張感が少なくなってしまうので、脳は「あまり疲れていないな。今夜は疲労回復につとめなくても大丈夫」と決めつけてしまい、不眠がもたらされます。

ですから、定年して睡眠に支障がでたという人は、ぜひ意識して、日の光を浴びる生活、適度な緊張感を得る生活を心がけてください。

朝の散歩など、外に出る日課をつくるのもよいでしょう。回覧板をお隣に届けるといったちょっとしたことが、新しい人間関係をつくる上でももってこいです。ご近所づきあいや地域の活動を家族に任せきりだった人は、定年を期に積極的に参加してみましょう。ビジネスの世界とちがうルールや人間関係は、いろいろな発見に満ちているはず。

横断歩道で登校児童の見守りをするのも一案です。人から感謝されるだけでなく、日に当たる時間が長くなるので不眠対策としても一石二鳥です。

③　睡眠薬がわりにお酒を飲んではいけない

眠れなくて寝酒を一杯という人は、意外と多いのではないでしょうか。これはおすすめできません。お酒は睡眠薬よりも安全という思い込みがあるのでしょう、たくさんの人が気軽に寝酒に頼っているのは残念なことです。

アルコールは眠気を誘いますが、寝入っても途中で目が覚めたり、眠りが浅くなったりして、熟睡は得られません。深酒がつづくと体内時計を弱め時差ぼけ状態にするため、いいことなし。慣れが出てきていつの間にか量が増えるという、嬉しくないおまけまでついてきます。定年生活にはいると通勤習慣がなくなり、翌朝いつまでものんびりできるため、特に要注意です。

アルコールに頼らない方法があります。眠りの質を高めるメラトニンを増やす食べ物があるのです。ゴマやクルミなどの植物種子、不飽和脂肪酸を含むイワシやサバといった青魚を十分にとりましょう。くわえて、野菜や果物、ナッツなどに含まれるポリフェノールをとるのもよいでしょう。これらは、老化防止の役目をにない、長寿遺伝子の異名をとるサーチュインの働きを高め、体内時計を整えるので、快眠に導いてくれるでしょう。

④ 好物ばかり食べてはいけない

骨粗しょう症の人は日本に一三〇〇万います。転倒すると骨折しやすくなるため、毎年、約一六万人が大腿骨頚部骨折を起こしています。その影響は無視できません。骨密度は二〇歳頃をピークに、徐々に下がり始めます。閉経後の女性については減少が著しく、七〇歳以上の女性の半分が骨粗しょう症です。

骨量を保つには、どうすればよいでしょうか。テレビ体操や散歩程度の適度な運動がおすすめです。運動で骨が刺激されると、骨芽細胞も刺激され、骨細胞が増えます。さて、骨質をよくするには、バランスのよい食事が効果的です。好きなものばかり口にしていると栄養がかたよって骨をはじめいろいろなところに影響が出やすくなります。

食品研究家で医学博士の吉村裕之氏は、「まごはやさしい」というキーワードで、バランスの良い食事を提唱しています。ここでは、さらに二種をくわえて「まごたちはやさしい」を紹介します。

ま――豆類（豆腐や納豆、味噌など。大豆食品はたんぱく質、ビタミン、食物繊維が豊富）

ご――ごま・ナッツ類（たんぱく質、食物繊維、カルシウム、ミネラルを多く含む。抗酸化栄養素のある不飽和脂肪酸が老化を遠ざける）

た――卵（体内で合成できない必須アミノ酸がバランスよく含まれた良質なたんぱく質）。
ち――乳製品（たんぱく質、カルシウム、ビタミンB_2、ミネラルたっぷり）
は（わ）――わかめなど海藻類（ビタミン、ミネラル、食物繊維の宝庫）
や――野菜（ビタミン、ミネラル、食物繊維が多い）
さ――魚（たんぱく質、鉄分がとれるので主菜として最適。健康維持に働く必須脂肪酸もとれる）
し――しいたけなどキノコ類（ビタミン、食物繊維が豊富。しかも低カロリー）
い――いも類（炭水化物、ビタミンCや食物繊維が豊富）

また、骨を強くするためには、インスタント食品や塩分、カフェインを控え、多量の飲酒を慎むことが重要。禁煙はぜひともしてください。

七〇代でやってはいけないこと

① 楽しむことを躊躇してはいけない

認知症は七〇歳くらいから発症率が上がります。予防策はあるのでしょうか？　じつのところ、たくさんあります。いくつになっても、「脳活」はできるのです。一〇〇歳を過ぎても知的な能力がまったく落ちていない人がいることもわかっています。

私が医学生だった頃、脳は成熟すると構造が固定して、神経細胞が一度死んだら補われることはないと教わりました。ところが、二〇年前くらいから、この説を覆すような膨大な数の研究結果が報告されるようになりました。現在は、脳梗塞によって脳が傷ついても、時間はかかるものの神経がよみがえることが明らかになっています。また高齢者の脳も若返ることがわかってきました。脳の神経細胞は、あらゆる行動や経験に応答しながら、一生を通じて何らかの変化をしているのです（ちなみに、この「脳の可塑性」が明らかにされた背景には、画像技術の進歩がありました。脳で起きる変化が可視化され、謎がひとつひとつ解明され医学界は大きく変わったのです）。

目や歯、卵巣などは一定の年齢を超えると誰でも衰えます。老眼になったり、歯が少なくなったり、閉経したりする年齢の幅はだいたい決まっているのです。一方、脳と血管の老化の速度は個人差があります。

いくつもの疫学調査が、認知症になりやすいタイプを明らかにしています。それは、几帳面で融通のきかない人、非社交的な人、ひとり暮らしの人です。また、自分本位でわがまま、無口、潔癖性の人もなりやすいという報告があります。つまり、「こうあるべき」と決めたがる人ほど認知症になりやすいわけで、これを医学的に表現するなら、脳に入ってくる刺激がワンパターンであることが懸念材料ということになるでしょう。先が読めるのは安心ですが、脳を甘やかすことにつながります。

そういえば、作家、画家、演奏家、作曲家など、物事を多層的に構成したり、臨機応変な対応を求められたりする職業の人には、認知症が少ないようです。

オーケストラの指揮者は多くの曲を暗譜しています。しかし記憶力がよいだけでは指揮者にはなれません。演奏曲の内容を整理し、「第一バイオリンは強めに」「第二バイオリンは深みをもたせて」というふうに、楽団に自分のイメージをつたえていく必要があります。この作業が神経伝達を刺激し、細胞の新陳代謝を高めているのです。さらに、全力でタクトを振り、楽士たちに時に微笑み、時に鬼の形相で言いたいことを伝えるのですから、からだと脳の血流の点からいっても理想的です。朝比奈隆さんは、「立って指揮ができなくなったら引退」と明言していましたが、実際、九三歳まで立って指揮をしていました。小澤征爾さんもまたエネルギッシュで、八三歳になっても現役です。ヘルベルト・ブロムシュテットが指揮する交響楽団のコンサートに行ったとき私が目にしたのは、にこやかに登場するや、素早く指揮台に上がり、力強くタクトを振るプロムシュテットの姿でした。とても九〇歳を越えているとは思えません。

また、老舗の旅館や料亭の女将《おかみ》にも、シャキッとした方がたくさんいます。豊富な知識をもっているだけでなく、お客によって話題を変えたり、あうんの呼吸で相槌をうったり、要望を察してすぐに必要なものを準備したり。こういった実に細やかな気配りが、脳活につながっているのではないかと私はにらんでいます。女将の脳は、からだの隅々まで副交感神経のネットワークを張り巡らせています。相手の言葉をすばやく整理し、適格な対応がすぐにとれるのは、脳が交感神経とホルモンを介して指示を出しているからなのです。

ところで、こういった職種についていない人でも簡単にできることがたくさんあります。たとえば、とびきりお洒落をしてみましょう。若者顔負けの明るい服装と化粧で街に繰り出してみるのです。知らない人に話しかけてみるのも楽しいでしょう。ユーモアのある会話ができたらすてきです。コンサートや美術展にも出かけましょう。思いがけない出会い、予想外の展開を楽しんでいるときのあなたは生き生きとして、明るく活発に見えます。「こんなに大胆になっていいのかしら」と、一瞬とまどうかもしれませんが、七〇代になってなんの遠慮がいるでしょう。未知の体験を楽しむことで、脳に入る刺激はバリエーションに富むのですから、これはもう立派な脳活。どんどんチャレンジしてみましょう。

また、夢中になれる趣味をもってください。定年後に急に老け込む人たちは、おおむね仕事一辺倒の生真面目タイプ。退職したとたん、電池が切れたようになってしまうのでしょう。仕事人生を卒業した人は、とりわけ趣味に熱中しましょう。没頭しているとき、脳は全体的に活性化します。まず、脳は現在おこなっている行動・物事を記憶しようと働きます。そこに、「楽しい」「面白い」という喜びの感情、「もっと知りたい」という好奇心と意欲が加わると、脳はこころの領域と連繫して働くようになり、デフォルト・モード・ネットワークとよばれる前頭葉・側頭葉・頭頂葉のネットワークが活性化されて脳の細胞が若返ります。

おすすめは手足や体を動かす趣味です。このネットワークが刺激され、次の展開を予測する訓練にもなるからです。絵を描いたり、楽器演奏をしたり、料理、手芸を楽しむこと、また将棋や囲碁、あるいは山歩きやパークゴルフ、スタンプラリーや里山散策などは、前頭葉が活発に活動するため、認知症予防にはうってつけです。また、気持ちを込めた手書きの手紙を送ったり、日記をつけたり、一週間の食事の内容を思い出して記録するのも、思考のトレーニングとして最適です。

ちなみに、家庭菜園・園芸は、認知症予防のみならず、自律神経を健康に保つのにも最適です。土と接する感触（触覚や温度覚、そしてときには痛覚）、鉢に植え替えるときの腕や脚の力加減（圧覚、位置覚、振動覚）、植物の香り（嗅覚）と花や緑の色彩（視覚）。こういったものが交感神経を刺激します。

五感が心地よく刺激されると、交感神経の次に副交感神経が高まります。「あの花はこの場所に移そう」、「あそこに何かもう一つ植物を追加しよう」などと五感を働かせながら考え、夢中で草むしりし、花や実がつくのを心待ちにすることができます。植物との対話をゆっくり楽しむと、副交感神経の働きが鍛えられ、ホルモン力や免疫力がつよくなります。これほど健康に良い生活習慣はありません。

また、展覧会やコンサート、映画やスポーツ観戦などは若返りにうってつけです。感動したり興奮したりすると、感情ホルモンのオレキシンが活性化され、交感神経の活動も盛んになります。最近気持ちが停滞しているなと感じたら、ためしにこういった場所にいってみましょう。感動体験が起爆剤になって、「一日寝て過ごすわけにはいかない」という気持ちになっていくはずです。また、ちょっとした達成感を味わうと、神経細胞の脱落を防ぐことができます。たとえば外国人に英語で道を聞かれたとしましょう。すらすらと案内できたら「自分の英語はまだまだ捨てたもんじゃないぞ」と充実感を味わうことができます。こういう体験は記憶力を高める効果があります。

わくわくする心を失わず、知識欲を高めて好奇心をもつこと。行動すること。七〇歳をすぎたらひと時ひと時を大切にし、感動する日々を送りましょう。

ところで、心配しなくてもよいもの忘れがあります。すでに、記憶には二種類あり、エピソード記憶と意味記憶があると説明しましたね。エピソード記憶は状況とともに記憶するため数十年経っても忘れることは少ないのですが、意味記憶は関心を持ち続けなければすぐに忘れます。たとえば、こんなことはないでしょうか。テレビのバラエティ番組に、若い頃にあこがれていた有名な俳優が出ていたとしましょう。脳裏にはその人が演じた大好きな映画のシーンが次々によみがえってきます。さらには、映画を見に行ったときに来ていた服、一緒に行った友人の顔は思い出せるのですが、肝心の俳優の名前がどうしても出てこない……。こういうケースは、あまり不安に思わなくてもよいでしょう。意味記憶は、きっかけがないとなかなか浮かび上がってきませんので、俳優の名前が思い出せなくても認知症の始まりではありません。一方、長年つれそった夫（妻）の名前を忘れてしまうのは問題です。

意味記憶で覚えた物事を忘れたくない、すぐに思い出せるようにしたい、というときは、意味記憶をエピソード記憶に変換すればよいでしょう。たとえば、名前を忘れないためには、その人について印象に残ったことを一緒に覚えるとよいでしょう。「会ったときに薔薇の花の香りがした。だから花田さん」というふうに。こじつけでもよいのです。服やしぐさ、髪型、会った場所などなんでもよいので目印になりそうなものと一緒に記憶するのがこつです。

② 推理ドラマを人と一緒に見てはいけない

七〇代になると、自宅で過ごす時間が増えてきます。家にいるときはたいていテレビがついているかもしれませんが、ぼんやり眺めているだけでは、脳は働きません。どうせ見るなら、推理ドラマを選びましょう。そして、話の筋や作品の特徴、原作との違い、感想などを誰かに伝えるくせをつけましょう。そのためにあえて一人でテレビの前に座る機会をつくるのです。

推理ドラマは、事件の犯人、物語の伏線、時代背景といった要素が織り込まれています。

話の筋を知らない人にどのような順番で説明すれば面白さが伝わるのか、どうやって自分の感想を表現すればいいのかと思いめぐらせるのは、とてもよい頭の体操になります。

推理ものは好みではないという方は、俳句や川柳に挑戦してみてはいかがでしょう。見たこと、聞いたこと、感じたことを熟成させ、限られた文字数で表現するのはとても高度な作業です。知っている単語の中から適切な言葉を探し出すことを、医学用語で「想起」と言いますが、これは必要なときに必要な記憶をひっぱり出してくる脳の海馬と連動しています。記憶力を鍛える楽しい訓練と思って、存分に頭をひねってユニークな作品をつくってみましょう。

③　家にこもっていてはいけない

すでに書きましたが、認知症を遠ざける鍵はわくわくすることです。楽しい会話、大声で笑うことが効果的ですし、たまには気の置けない仲間と食事を楽しむのもよいでしょう。あるいは、つらいことがあったときに弱音をはけるのも、大事なことです。話しをきいてもらえるという安心が不安を遠ざけ、ひいては認知症をも遠ざけます。

あなたには、日頃、気軽に話せる人が何人いますか？　高齢者の社会的なつながりの尺度をはかる質問を次に用意しました〈LSNS〈Lubben social network scale〉-6 日本語版 栗本・粟田・大久保・坪田〈宇津木〉・浅山・高橋・末永・佐藤・今井〉

いない　0点
1人　1点
2人　2点
3~4人　3点
5~8人　4点
9人以上　5点

で、それぞれの質問に答えて、点数を合計してみましょう。

1 少なくとも月に一回、会ったり話をしたりする家族や親戚は何人いますか？　【　点】
2 あなたが、個人的なことでも話すことができるくらい気楽に感じられる家族や親戚は何人いますか？　【　点】
3 あなたが、助けを求めることができるくらい親しく感じられる家族や親戚は何人いますか？　【　点】

4　少なくとも月に一回、会ったり話をしたりする友人は何人いますか？　【　点】
5　あなたが、個人的なことでも話すことができるくらい気楽に感じられる友人は何人いますか？　【　点】
6　あなたが、助けを求めることができるくらい親しく感じられる友人は何人いますか？　【　点】
合計　点

合計点数が高いほど、社会とのつながりが強いとされています。13点以上あれば、社会的に孤立してはいないと解釈することができます。

④　梅雨どきに温泉旅行に行ってはいけない

七〇歳になると、温泉はからだによく効きます。そして、第2章で紹介した「病い」の癒し、神経を休めることに有効です。入浴/温泉は日本人にあった生活治療の一つです。入浴中に新しいアイデアが浮かぶのは、リラックスすることで脳の細胞が自発的に活発化し始めるからです。温泉には記憶力をよくするという効果もあります。温泉でからだが温

返りまます。

まると、脳の血管が開き脳に溜まった老廃物が洗い流されます。その分、少しだけ脳は若返ります。

さて、第4章で、ゴールデンウィークは、一・三年のリズムの健康の谷間（危険時間帯）の始まりで、体調が乱れやすい期間なので海外旅行はおすすめしないと書きました。でも、「それならゴールデンウィークをあえて避け、梅雨どきにゆっくり温泉旅行でもしよう」と思ったとしたら、どうかそれも考え直してください。

見知らぬ風景で心を癒し、川のせせらぎに耳を傾けストレスを発散する……。旅行も温泉も心身にとってよいものであることは間違いないのですが、梅雨どきは避けていただきたいのです。梅雨どきは、自律神経・ホルモンや免疫力の一・三年のリズム（トランスイヤー・リズム）の谷間で、病気にかかりやすい時候です。温泉とはいえ、旅行となるとふだんとは違う環境に身を置くことになり、移動で無理がかかることも考えられます。ゴールデンウィークも梅雨どきもトランスイヤー・リズムの切れ目の範囲に含まれているということを忘れないでください。

⑤ ダイエットしてはいけない

加齢によって、心身の機能は落ちてきます。筋肉や骨、関節といった運動器の障害によって、立ったり移動したりする機能が落ちてくる（「ロコモ」といいます）、筋肉が減って握力や歩くスピードが落ちる（サルコペア）、そして、身体的機能のみならず精神的心理的が脆弱になる（フレイル）……。いずれも要介護につながりやすい状態が生じやすくなります。

七〇代になるとたいていの人は、ロコモかサルコペアにはなっていますので、ダイエットをしてしまうと、さらに筋肉量が減って、転倒する危険性が増してしまいます。けがをきっかけにフレイルに突入してしまうことも考えられます。ですから、持病などの改善のために体重制限をする以外は、あまりやせようとしないでください。むしろ筋肉量を増やすために、たんぱく質とエネルギーがとれるきちんとした食事をしてもらいたいのです。いくつかの疫学調査でも、高齢になると多少メタボの方が（太りすぎは論外ですが）病気になりにくく、寿命も長いという結果が出ています。

八〇代でやってはいけないこと

① 孫の運動会を欠席してはいけない

人間は体内時計とは別に、もう一つの時計をもちあわせています。それが、こころの時計です。すでに述べたように、この時計があるからこそ幸福感や不安などの情動によって、物事が長く感じたり短く感じたりするわけですが、老年期にはいるとその働きが乱れ始めます。ぜひ、楽しい場面を活用して、こころの時計をさびつかせないための努力をしましょう。

明日は孫の運動会というとき、「よし、朝四時には起きて、場所とりに行こう」と思いながら眠りにつくと、不思議なことに目覚まし時計が鳴る直前に目が覚めたりします。「早く起きよう」という意思があると、眠っている間にも、脳が起床の準備をするのです。これはこころの時計が働いた結果です。

こころの時計は、期待や気力がみなぎると活性化します。何か楽しいイベントを作るのと、時計は張り切って仕事をしようとするでしょう。ですから、出不精して運動会を欠席してはいけません。家族によろこばれ、自分の健康にもつながるよい機会です。

② 雷の日は運動してはいけない

私の患者さんに、八五歳になってもジョギングを欠かさない人がいました。雨雪の日以外はたいてい元気よくこなしていたのですが、雷だけは別。ゴロゴロと鳴りはじめたとたん、動悸がします。血圧が不安定になり不整脈になるため、走るどころではないというのです。

精密検査をした結果、不調はシューマン共振と関係していることがわかりました。シューマン共振とは、地球と電離層の間にある空洞を、雷の放電によって発生した極超長波が伝播する現象です。太陽の強大なプラズマの流れ（太陽風）が強くなると、地球をとりまく電離層が影響をうけます。そして地球の脳波といわれるシューマン共振が大きく振動することによって、心房細動（不整脈）という不具合が生じていたのです。

八〇代になると、知らない間に動脈硬化が進行していたり、心臓の抵抗力が弱くなったりしている可能性が高くなります。雷の影響を考慮し、運動は控えましょう。

③ 時間の経つのが速いと憂いてはいけない

歳をとるたびに時間は速く過ぎていきます。しかし残り少ない人生をもっとゆっくり過ごしたいのに……と悲観することはありません。二〇一六年、ピッツバーグ大学のコリーン・マクラング博士らは、交通事故死した二一〇人の脳を調べました。人の体内時計は高齢になるとともに早いほうにシフトするため早寝早起きになり、時間のリズムは崩れていきます。マクラング博士らの研究でも、確かに若い人にみられる時計遺伝子の活性化が高齢者の脳では弱まっていました。体内時計を維持するのに必要なたんぱく質が、高齢者の脳内では合成されなくなっているからです。しかしマクラング博士らは高齢者にだけ、脳内の前頭葉に二四時間のリズムで活性化する遺伝子があることを発見しました。まるで脳が別の時計を動かして不足を補おうとしているかのようだと博士は述べています。

高齢者には高齢者だけの別の世界があるようです。前頭葉に生まれたこの新しい体内時計のおかげで、脳はアルツハイマー病やパーキンソン病などの脳の病気に罹らないように予防しているようです。

時間の経つのが速くなったという人は、日常生活習慣を見なおし生活治療に磨きをかけて、後述する「何歳であってもやっておきたいこと」の一つでも多くを実践して、脳にあるこの予備の時計のスイッチを入れましょう。そうすれば、もの忘れの悪化を防ぐことができますし、アルツハイマー病を遠ざけることができるでしょう。

九〇代でやってはいけないこと

① 五感だけを頼りにしてはいけない

九〇代にもなると、目も見えにくくなり、耳も遠くなります。香りや匂いにも鈍感になり、味覚も触覚も感度が落ちてしまいます。

しかし、五感が鈍くなっても悲観することはありません。人は、五感に響かない情報も頼りにして行動しているからです。第3章で述べたように、人は一秒当たり一一〇〇万余りの信号を脳で受けとっていますが、そのうち人が五感を介して意識的に処理している信号は、五〇個程度に過ぎません。見ることも、聞くことも、話すこともできないヘレン・ケラーが、いったいどのようにして言葉の輝きを手にすることができたのか。それは五感をこえた無意識担当の脳に磨きをかけたからです。

無意識の世界をとりしきっているのは、脳の「島《とう》」とよばれる部分です。たとえば、ふらりと入った食堂で里芋の煮っころがし定食を食べ、「そういえば、幼かった頃、母がよく煮っころがしを作ってくれたっけ。懐かしいあの味そっくりだなあ」と思ったとたん、台所に立つ母の背中が脳裏に浮かんだとしましょう。こういう反応は、島が無意識を感知したために生じます。

九〇代になったら、島を適度に刺激することで、意識、五感だけに頼らない訓練をしてみましょう。思わぬ瞬間に思わぬ記憶がよみがえったり、それまで当たり前だと思っていたことに感謝したくなったり、ということが体験できます。五感や意識の領域の先には、思いがけない世界が広がっています。無意識は、あなたの人生をさらに奥深いものにしてくれるでしょう。

無意識に磨きをかけるためには、自律神経を整え、ホルモン力を上げ、免疫力を落とさないことが肝要です。ぜひ年輪を重ねてきたからこそ到達できる新しい世界を堪能してください。

② 老いを悲観してはいけない

老いていくことは、体力が衰え、記憶が遠ざかり、身近な人が先立っていくということです。楽しかったあの頃は帰ってこないと肩を落とす日もあるでしょう。

時計の針は戻せないのでしょうか？　肉体に関しては興味深い事例があります。無重力状態に長くいた宇宙飛行士のコンディションを調査した際、高齢者と似たような変化を経験していることがわかりました。血圧調節がうまくいかず、からだを動かすとめまいや失神につながるほどの低血圧が起きます。筋肉は衰え、脚が鳥のように細くなり、重度の骨粗しょう症になっており、視力も聴力も低下しています。さらに、暑さや寒さに敏感になっていて、眠りが浅くなります。地球に帰還した時、周囲に支えられて歩く宇宙飛行士の姿をテレビで見たことがあると思います。ふらふら、ヨタヨタしている姿は、高齢者そっくりです。しかし、地上でリハビリを重ねていくうち、四五日でほとんど元に戻るのだそうです。これをきいたとき、私は高齢になってからの若返りは不可能ではないのかもしれないと直感しました。人体と重力の関係に、課題を解く鍵があるはずです。

では、内面はどうでしょう。私は、科学的には説明できない出来事を臨床や調査をとおして少なからず経験しています。身体の衰えはメンタルにも悪影響をおよぼすといわれます。確かにそうなのですが、それを覆すような物事も日常的に起きています。

超高齢者になると、二つの不思議なこころの反応を体験するといいます。一つは、一九八九年にスウェーデンの社会老年学者ラーシュ・トルンスタムが紹介した、「老年的超越」と呼ばれる現象です。たとえばそれまで物質主義的で合理的な考えの人が宇宙的、超越的、非合理的な世界観をもつようになったり、若い頃こだわっていたことにこだわらなくなったりするなど、世界観が変わって、以前とは違う幸福感を味わうといいます。

私は、二〇〇〇年から毎年、北海道の浦臼町に行き、たくさんのお年寄りに会っています。斉藤純雄町長のプロジェクト、浦臼町ゆうゆう健診（もの忘れ健診）で、定期的に地元の方の心身のコンディションをみているのです。

そのとき、老年的超越とはこういうことかと思う場面に出会うことがあります。私が「今、幸せですか?」ときくと、ほとんどの人が首を縦に振ります。「とても幸せ。先生たちが見守ってくれるから」「毎年、お目にかかるのが楽しみ!!」「あと一〇年間は長生きしたいわねえ」と、楽しそうに返事をしてくれます。顔を見れば言葉に嘘はないことがわかります。

人生に達成感を感じ、老いていくこともふくめて自身を受け入れることで、希望がわいてくるのかもしれません。身体的機能の衰えとともにメンタルも影響を受けやすくなるというのが現代医学の定説ですが、「私は一人ぼっちのように見えるかもしれませんが、地球とつながっている感じがするから不安ではないんです」「子どもには子どもなりの楽しさがありますよね。年寄りにだって年寄りの楽しさがあるんです。だから今も幸せ」という声を聞くと、老いはすべてを失うことではないのだと感じます。

ところで、fMRIで高齢者の脳を調べてみると、興味深い現象が起きていました。第4章でマインドワンダリングについて説明しましたね。ぼんやりしているとき、脳は休むどころか広範囲にわたって活動しており、思わぬアイディアを生むことがある、と。これは神経細胞が連繋して働くデフォルト・モード・ネットワークのなせるわざなのですが、この現象が高齢者の脳に起きていることがわかったのです。高齢者は無意識のうちにデフォルト・モード・ネットワークを発揮させ、無意識のうちに幸福感、満足感、達成感を呼び寄せているかのようです。それを考えると、老年的超越は若いころには得られなかった果実であり、年をとっても何かを生み出すことができるという証にも思えてきます。

さて、もうひとつの不思議なこころの反応は、第六感の芽生えです。

私の患者さんに、老人ホームで生活している一〇一歳の女性がいます。あるとき彼女の息子が脳梗塞で倒れ、命の危機がせまっていました。孫がホームにやってきて「おばあちゃん、お父さんが入院したよ。みんな心配していて……」と告げました。すると、病名も詳しい病状も伝えていないのに、女性は驚く様子もなくこう言いました。「知ってるよ、死にそうなんだろ？　息子が枕元に立って、申し訳ないとお辞儀をしたんだよ。青白い顔で元気がないので、もう駄目かなと思っていた」

その女性は、人間の努力や叡智ではどうしようもない領域が存在するということを受け入れているかのようでした。

浦臼町の長寿健診を始めた当時、九〇代だった女性は、存命ならもう優に一〇〇歳を超えていることになります。たくさんのお年寄りを長年みてきましたが、最期はみな穏やかに逝きます。

小中学校の教員をしていた女性の例をあげましょう。その方は老いてなお矍鑠《かくしゃく》として歩き、握力も十分。体内時計の検査を正しく回答し、もの忘れ検査もほとんど満点でパスしています。診察時はいつも頓智問答のような会話で私を楽しませ、「先生、また来年頑張るよ。もっといい成績とるからね」と毎年、握手をしてお別れしていました。ある年、検査会場に車椅子でその方があらわれました。転倒して腰を圧迫骨折したとのことで、お元気で、大きな声で冗談をいつものように言うのですが、体内時計やもの忘れの検査成績は大きく落ちていました。それから三年後、女性はこの世を去りました。一〇三歳でした。死期は静かに忍び寄ります。あの女性の笑顔を思い出すたびに寂しさが込み上げます。けれど、人を楽しませ、希望をわかちあおうという温かいこころを私に残してくれました。

超高齢者のこころは、この世とあの世を行き来する役目を果たしているのかもしれません。年をとることは、若いときには気がつかないもの、見ようともしなかった世界とつながることではないでしょうか。その姿は、まだ老いを体験していない世代に、生きるとはどういうことかを伝えてくれるようです。

この世界には、野に咲く花や、夜空に輝く星よりも、もっと美しいものがあります。それは人のこころです。私は美しいこころに出会うと素直に感動します。老年的超越を体験し、執着や我欲を手放した人は美しいこころをもっているように感じます。

何歳であってもやっておきたいこと

一般的に、病気の発症には、三割が遺伝子（体質）、七割が環境（生活習慣）が関与すると言われています。体内時計を司る時計遺伝子も同じで、たとえ時計遺伝子に軽い異常

（多型）があっても、規則正しい生活リズムを送ることで病気を予防したり、悪化を食い止めたりすることが可能です。

生活の中で健康を追求する生活治療の観点で、世代を問わず体内時計をスムーズに働かせるためにぜひやっておきたいことをまとめてみます。これまで紹介した対策のほか、さらに次の事柄にも留意してみましょう。

① 健康度を知る

今、健康か、あるいは病気になる要素をもっているのかを知ることから、すべては始まります。次の検査項目をカバーする健康診断をうけることをおすすめします。

1 視力／聴力／味覚
2 身長／体重／ＢＭＩ／内臓脂肪
3 血液検査／尿検査／腫瘍マーカー／肝炎ウイルス
4 血圧／心電図／心エコー図／ホルター心電図／心拍変動／心臓ＭＲＩ
5 胸部Ｘ線／胸部ＣＴ／肺機能
6 腹部ＣＴ／腹部エコー

7　CAVI／ABI／頚動脈ドプラーエコー／LOX-index／FMD（いずれも血管の検査）
8　上部消化管内視鏡／ピロリ／ペプシノーゲン（胃）／便潜血／大腸内視鏡
9　眼底／眼圧／白内障
10　婦人科診療／女性ホルモンE2
11　乳腺エコー／マンモグラフィー
12　甲状腺エコー／甲状腺採血
13　骨密度／骨質
14　頭部MRI・MRA・VSRAD
15　T細胞免疫力
16　膠原病リウマチ関連血液

このほかに、細胞や臓器の機能に異常がないか、診察（視診、聴診、触診、打診）を受けましょう。

② 自律神経をととのえる

自律神経をととのえる基本は、よい睡眠で副交感神経の活動を高める（リラックスする）ことです。快眠への道は、朝起きたときからはじまっています。よりよく眠るには、正しく食事をし、ストレスの少ない生活をすることが大切です。

1 六時に起床して朝日を浴びる。この時点から一五時間後に睡眠ホルモンのメラトニンの分泌が開始され、夜になると心地よい眠気がやってくる。

2 起きぬけにグラス二杯のミネラルウォーターを飲む。体内の塩分調整ができて体調が整いやすくなる。

3 朝食には野菜と発酵食品を。就寝中に消化活動をしていた腸に善玉菌を補充し、腸内環境を整える。

4 時には早めに出勤する。メリハリのある生活が活気につながる。

5 昼食はしっかり食べる。ただし満腹しない程度に。

6 夕方から夜は部屋の照明を落とし、心を穏やかにする音楽を聴く。

7 カモミールティーなどハーブティでリラックス。

8 ラベンダーなどのアロマを楽しみ、三八〜四〇度くらいのお風呂につかる。

③　ホルモン力をあげる

ホルモンは体の各器官がスムーズに働くように情報伝達したり指示を与えたりする、生きる上で欠かせない化学物質で、一〇〇種類以上あります。自律神経と協力しながら健康を維持し、病気を防ぐ重要な役目を担っています。

次の九つの質問で、貴女のホルモン力をチェックしてください。もしＮＯがあれば、どんなホルモンの活動が弱まっているのかがわかります。

１　規則正しく起床できているか（ＮＯの場合は、副腎皮質ホルモンのコーチゾールの生体リズムが乱れている可能性があります）。

２　規則正しく食事しているか（ＮＯの場合は、眠りのホルモンであるメラトニンの生体リズムが乱れている可能性があります）。

３　朝からたっぷり野菜を食べているか（ＮＯの場合は、隠れ糖尿病ホルモンのインスリンの働きが低下している可能性があります）。

４　朝、軽い運動ができているか（ＮＯの場合は、活力ホルモンのカテコラミンの働きが低下している可能性があります）。

５　幸せだと感じるか（ＮＯの場合は、愛情ホルモンのオキシトシンが不足している可能性があります）。

6 最近感動しているか（NOの場合は、感情ホルモンのオレキシンが不足している可能性があります）。

7 気分の落ちこみや不安とは無縁か（NOの場合は、気分のホルモンのセロトニンが不足している可能性があります）。

8 性欲は十分あるか（NOの場合は女性ホルモンのエストロゲンが不足している可能性があります）。

9 内臓肥満と言われたことはないか（「ある」の場合は内臓ホルモンの働きが低下している可能性があります）。

九つのうち一つでもできていない項目があれば、生活習慣を見直してください。前項の「自律神経をととのえる」と、次項の「免疫力を落とさないようにする」ための生活治療によって、体内時計の働きが活性化され、ホルモン力が上がります。

④ 免疫力を落とさないようにする

私たちのからだの中では、健康を維持するために多様かつ複雑な免疫システムが働いています。風邪を引きやすい、疲れやすい、体調を崩すとなかなか元に戻らない……。こういうときは、免疫システムの失調が考えられます。免疫力を高めるには規則正しい生活がなによりです。決まった時間に朝起きて、十分な時間、深く眠ることで、体内時計が健康的に針を刻むようになり、免疫が上がってきます。そのほか大切なのは次のようなことです。

1　ユーモア感覚を忘れない。
2　気配りを心がけ、他人任せは慎む（人間関係の適度な刺激、自立意識が気力につながります）。
3　ゆったり構えてマイペースを楽しみながらも、ものぐさを決め込まない。
4　身だしなみに気をつける。
5　趣味と好奇心をもつ。
6　多少の見栄は張る（有言実行が活力につながる）。
7　嫉妬しない（無益な労力を費やしてストレスを増やさない）。
8　お風呂好きになる（血行をよくし、眠りやすくする）。
9　深酒しない。
10　タバコを吸わない。

⑤ 脳と脳の血管を守る

脳梗塞やくも膜下出血を予防しましょう。まず頭部ＭＲＩ／ＭＲＡ検査や血液検査など、「①健康度を知る」でおすすめする検査をしてみて、異常があるかどうかチェックしてください。日々の生活においては、次をこころがけましょう。

1 家庭での正しい血圧のはかり方を知っておく。

2 一日、一週間、一年単位の食事を記録する。バランスのよい食事、塩分や油分が過多になっていないかを確認。

3 五感を満たす生活をする。

・寝室のカーテンを少し開けておき、朝の光が入ってくるようにする。
・好きな音楽で目覚める。あるいは朝、ベッドのなかで心地よい音楽をきく。
・朝食をよく噛んで味わう。
・朝食にはグレープフルーツやコーヒーを用意し、香りを楽しむ（ただし高血圧の人はグレープフルーツを食べるタイミングに注意。第4章参照）。
・洗顔、全身マッサージなど、皮膚に適度の刺激を与える。
・景色を堪能しながら散歩を楽しむ。

五感が刺激されるとその信号は脳の島に送られ、島は脳全体（体内時計と、知能を紡ぎだす前頭葉・頭頂葉・側頭葉と、感情を調節する大脳辺縁系）をリフレッシュさせ活性化させていきます。活性化した脳は、自律神経力、ホルモン力、免疫力を強化して、脳と脳の血管をまもります。

⑥ がんを遠ざける食事をこころがける

高齢になるとがんのリスクは高まります。歳をとるのは避けられないのでがんを防ぐことは難しいように思われますが、体内時計を整えて老化を防ぐ工夫をすれば、あながち不可能ではないと私はにらんでいます。

日本人男性のがんの五〇パーセントは生活習慣が関係していて、生活習慣を改善することで、がんの三〇パーセントは予防可能だと言われています。女性の場合は、男性ほどは生活習慣が乱れていないものの、ホルモン補充療法やピルの使用などががんの罹患に関係する場合があります。二〇一二年の国立がん研究センターの調査（ＪＰＨＣ研究）では、女性も生活習慣の改善で、三七パーセントもがんになるリスクが低くなることが報告されています。性別を問わず、薬や手術といった医療的な介入が必要になる前に、体内時計の活性化と生活習慣の改善に気を配るべきです。

ここでは、食事について考えてみましょう。

1 海の魚を食べる

必須脂肪酸であるオメガ3脂肪酸をとると、乳がん、すい臓がん、肺腺がん、多発骨髄腫、前立腺がんの発症リスクが下がるという日本人を対象にした調査データがあります（ただし、大腸がん、直腸がんには有意の影響は見られないようです）。オメガ3脂肪酸が豊富なのは、海でとれる魚です。ぜひ、食事の主菜は魚にしましょう。ただし、塩気の多い魚卵や魚の干物は要注意。塩分を多くとるとピロリ菌陽性の女性の場合は、胃がんになりやすいと報告されています。

二〇一四年の国立がん研究センターの調査研究では、閉経前乳がんでも閉経後乳がんでも、肥満度が大きくなると乳がんのリスクは高くなり、閉経前乳がんではBMIが25を超えると肥満のない人にくらべてリスクが約二倍になるとし、がん予防には体重管理が大切だと報告しています。日本人を対象にした研究ではありませんが、二〇〇九年の米国国立衛生研究所の調査（GOLDN研究）では、時計遺伝子に異常がある人は肥満やメタボになりやすく、オメガ３脂肪酸摂取の効果も弱いので、海の魚を積極的に食べるだけでなく、生活リズムを整えることが必要であると勧告しています。

２　大豆食品をとる

大豆にふくまれるイソフラボンを食事をとおして十分に摂っている女性は、肺がんになりにくいことがわかっています。男性女性ともに非喫煙者については、その効果が顕著です。大豆にふくまれるイソフラボンとポリフェノールは、乱れた生体リズムを整える働きがあり、二〇一四年の国立がん研究センターの調査では、大豆食品の摂取で乳がんも予防されることが報告されています。イソフラボンには女性ホルモンのエストロゲンと似た働きがあるので、大豆食品を大量に摂取しすぎるとかえって乳がんを促進するのではないかという懸念が指摘されていますが、日本人の通常の摂取量ではそのような心配はなさそうです。

３　ビタミンＤをとる

ビタミンＤには免疫力を高める働きがあり、細胞増殖を抑えたり細胞死を促進したりすることから、がんを予防する効果があると考えられています。血中のビタミンD濃度が上昇すると、大腸がん、肺がんの発症リスクが低下することが報告されています。二〇一八年には、肝臓がんや子宮頸がんをはじめ、ほとんどのがんについても予防として有効だということがわかりました。ビタミンDには抑うつ気分をおさえる効果もあるため、これもがんを抑える要因の一つになっているかもしれません。

日本人はあまり日焼けを好まないため、外国人にくらべて日光浴でつくられるビタミンDが不足気味です。また、加齢と共に、皮膚におけるビタミンDの合成力が低下するため、高齢者はいっそうビタミンDが不足しています。ビタミンDが多く含まれるのは、牛乳、ヨーグルト、葉野菜です。ぜひ食事にとりいれることをおすすめします。

宇宙と連動する体内時計をもった人間は、大きな時の流れのなかにあります。宇宙誕生から消滅までの長さから見れば、人類の時間はほんのわずかです。それでも、人生は、私たちに与えられた貴重で有意義な時間であることに変わりはありません。今を健やかに生きること。一日に感謝して静かに眠りにつくこと。明日に希望をもつこと。この繰り返しの中に、生きることの真実が隠されているのではないでしょうか。体内時計を健やかに保つ知恵をフル活用し、どうか人生を充実したものにしてください。

おわりに

現代医学は、エビデンス・ベースド・メディスン（ＥＢＭ）を柱にしています。つまり、臨床データや研究論文、また治療の効果や副作用・予後を観察することが、基本のキです。ＥＢＭは医療の進歩に大きく寄与しました。しかし、現場の医師は、それだけでは限界があることを実は肌身で知っています。検査数値を基準値にできても、患者さんが訴える不具合が解決しないことがままあります。原因を探索し、病気の広がりを見きわめて徹底的に治療するのが医療のシナリオですが、要因や病状は患者さんそれぞれ。同じ病気、同じ治療でも、効果は一様ではないのです。データや数値という物差しをあてはめてすべてを理解しようとするのは無理があります。

漢方は、西洋医学の薬剤に比べ、いわゆる疫学的エビデンスはほとんどありません。即効性もあまりありません。しかし、症状が緩和する患者さんが確かにいます。これを、どう理解すればよいでしょう。

漢方は西洋医学とは別のアプローチで効果を出そうとする科学です。興味深いこんな実験があります。帝京大学の新見正則准教授が、マウスの心臓移植の実験をしました。移植後およそ八日で拒絶反応が現れるのですが、特定の漢方薬を投与しておくと、心臓は一〇〇日間も生着（機能）しました。ところが、ためしにこの漢方薬を構成する生薬を一つずつ順番に試したところ、同じ効果はあらわれませんでした。次に一つずつ抜いていって観察したところ、こちらも効果はあらわれませんでした。つまり、生薬一つひとつの効果は些細ではあるものの、組み合わせることで、免疫力を高める劇的な効果が生まれるのです。

時間の概念を医療にとりいれた時間医学は、これと似ています。時間とは何かを知るずっと前から、人間は遺伝子レベルで時間を上手に使ってきました。私たちの心身は、いくつものサイクルをもって活動するようにできているのです。ＥＢＭをとりいれながらも、ＥＢＭでカバーできないものを補うのが時間医学です。体内時計が発見されたのが一九七二年、そのしくみに深くかかわる時計遺伝子が発見されたのは一九九七年のことでした。以来、体内時計の研究は医学に応用され、二〇一〇年を境に大きく進歩して、分子生物学のエビデンスを基にした疫学的エビデンスが積み重ねられてきました。時間医学は若い学問です。その道のりの中で明らかになったのは、生活をとおして自ら健康になれるということでした。小さな習慣の積み重ねは、未病はもちろん、場合によっては、進行している病気をも改善させるという考えに立っています。本書では、それらを生活治療と称し、健康になるための具体的なヒントを伝えてきました。

時計遺伝子の情報をもとに、それぞれに見合った治療を模索していく時間医学は、病気だけでなく患者さんと向き合い、二人三脚で未来をつくる医学です。体内時計を動かしている時計遺伝子に異常があると、生活習慣病や認知症になりやすくなったり、老化が早く進んだりするのは確かですが、遺伝子がすべてを決定するわけではありません。どう生きるのかは私たち自身にかかっています。たとえ糖尿病やがんになりやすい体質でも、それをあらかじめ知っていれば、傾向と対策がとれます。やがて、遺伝子の異常や体質が、採血などの簡単な検査でわかるようになる日がくるでしょう。それをもとに未病を予知し、その人にあったオーダーメイドの時間医療を施すのが私の夢です。

これまでの医学には、人間の営みを相対的にとらえる発想があまりなかったように思います。私は時間医学に携わるうち、自分の力によって未来をよりよくできることを知りました。同時に、身体のなかには人間の力のおよばない摂理が働いていることもわかるようになりました。

私たちはふだん自分の意志で行動していると思っていますが、本当にそうでしょうか？こんな驚くべき調査結果があります。目の前にケーキを置いて、脳の活動を調べました。被験者は迷った末に最終的にケーキを食べました。このときの脳の様子を見てみると、ケーキに手を伸ばそうと意識するよりも〇・五秒早く、脳の活動が始まっていたのです。つまり、本人が決心する前に、脳は食べることを決めていたのでした。そして、実際に行動する〇・三秒前に、脳の運動野に「手を伸ばせ」と指示していることもわかりました。この実験結果を目にしたとき、私はお釈迦様の掌のなかで動き回る孫悟空を思い出しました。科学技術の進歩によってミクロの世界、マクロの世界が可視化されましたが、まだ見えない世界が残っています。人間の決めることなど神の御業のごく一部かもしれないのです。

なぜ人間はこころの時計をもっているのか。健康とは何か。生命とは何か。私たちはどこから来てどこに行くのか。なぜ生を受け、何のために生きているのか。死後どこに行くのか。いつかこの世に帰ってくるのだろうか。これらは一生かけて考えるべき大きな問いです。

過去の世界に立ち戻って現在を見る。過去と未来を自由に行き来して健康を考える。このような時間的スケールをもった視点がもっと医療に生かされるべきではないでしょうか。私は、このような医療を、ローマ神話に出てくる前向きと後ろ向きの二つの顔をもった守護神になぞらえて、「ヤヌス医学」と呼んでいます。二〇世紀後半に誕生した時間医学は、これまでさまざまな生体リズムの存在を明らかにしました。今後、想像を超えるさらに大きなものとのつながりがわかってくるかもしれません。

私の師である、ミネソタ大学のフランツ・ハルバーグ教授は、個体が生まれて死ぬまでの時間に限ることなく、宇宙の誕生から消滅に至るまでの長いスパンを視野にいれて、人間を考えていました。「人は、人をとり巻く宇宙の振舞いの中で、地球に棲む多様の生物と交絡し共振する。多重の時間軸に沿って、生態系を構築し、こころとともに時を過ごす」と述べ、そのしくみを「時間人智圏（クロノスフェア）」と称しました。

生まれ出ることとは、大宇宙の混沌の世界からやってきて、生命というリズミカルに変動する仕組みに形を変えて、しばし「ここ」に遊ぶことではないでしょうか。そして、死するとは、務めを終えた生命が再び混沌の時空に戻っていくことなのかもしれません。生も死も、宇宙の秩序の一部にすぎないのです。

世界は、私たちが見ているよりもずっと豊かで奥深く、謎に満ちています。見えないものに対する感覚をもたない人が、自らの足下をみつめ、未来に生命を吹き込むことなどできるはずもありません。柔らかく相対的なまなざしをもつことが、私たちにとって最も重要なことだと思うのです。

最後に、春秋社編集部の篠田里香さんに御礼申し上げます。四〇歳以上の女性に向けた健康のための本を、時間医学の最新の知見をもりこんで書いてほしいとの申し出でした。おかげで『眠りと体内時計を科学する』（春秋社）につづき、生活から科学を見つめる本を作ることができました。わかりやすさと、知識、そしてユーモアをかねそなえた本になったのではないかと思います。

著者紹介

大塚邦明（おおつか・くにあき）

1948年、愛媛県生まれ。医学博士。循環器内科学・時間医学・老年医学・高所医学・宇宙医学が専門。東京女子医科大学特定関連診療所戸塚ロイヤルクリニック所長。

九州大学医学部卒業。九州大学温泉治療学研究所助手、高知医科大学老年病学教室助手を経て、1998年、東京女子医科大学東医療センター内科教授。同センター病院長を経た後、2013年、東京女子医科大学名誉教授。時間医学老年総合内科（寄附臨床研究部門）を主催。

日本循環器学会認定循環器専門医、日本老年医学会指導医、日本高血圧学会指導医、米国ミネソタ大学ハルバーグ時間生物学／時間医学研究所の名誉研究員。2000年、日本時間生物学会会長、2007年、時間生物学世界大会会長、2006年、日本自律神経学会会長、2009年、日本循環器心身医学会会長。

著書に、『高血圧はリズミカルに治そう』『狭心症・心筋梗塞・高血圧・脳卒中 予防と治療 Q&A』『時間医学とヤヌス医学』『病気にならないための時間医学』『100歳を可能にする時間医学』『体内時計の謎に迫る』『「時間遺伝子」の力をもっと活かす！』『時間内科学』『健やかに老いるための時間老年学』『眠りと体内時計を科学する』『7日間24時間血圧からみる時間高血圧学』『時間医学とこころの時計』などがある。

40代以上の女性がやってはいけないこと——体内時計を味方につけて健康になる

2019年２月20日　初版第１刷発行

著　者＝大塚邦明
発行者＝神田　明
発行所＝株式会社　春秋社
〒101-0021　東京都千代田区外神田２－18－６
電話　(03)3255-9611（営業）・(03)3255-9614（編集）
振替　00180-6-24861
http://www.shunjusha.co.jp/
印刷所＝株式会社　太平印刷社
製本所＝ナショナル製本協同組合
装　丁＝美柑和俊＋MIKAN-DESIGN

ISBN 978-4-393-71411-9　C0047
定価はカバー等に表示してあります

大塚邦明

眠りと体内時計を科学する

体内時計と睡眠には深い関係があった！　眠れない理由。高齢者や認知症患者が知っておくべき事。自然の力を生かして快眠する方法……。読んでためになるポピュラーサイエンス。

1700円

若倉雅登

医者で苦労する人、しない人

心療眼科医が本音で伝える患者学

医者と患者はなぜすれ違うのか。誤診が起こる理由とは。信頼できる医者の見分け方など、心身と眼を診る心療眼科医が患者目線で綴る、よりよい医療との付き合い方。

1700円

岩瀬幸代

迷走患者

〈正しい治し方〉はどこにある

アーユルヴェーダに詳しい旅行ライターが、あるとき難病に。ステロイドと検査数値に翻弄され、代替医療にも光を見出そうとするが……。医療選択とは何かを問うノンフィクション。

1800円

佐藤健太郎

健康になれない健康商品

なぜニセ情報はなくならないのか

メディアに溢れるニセ科学、エセ情報から身を守るにはどうすればよいのか？　医薬品会社の研究者だった経験をもつサイエンスライターが健康情報の「表と裏」をわかりやすく解説。

1800円

ケン・ハラクマ

ヨガを伝える

すべての人によりよく生きる知恵を届ける

答えが一つではないヨガの実践を、インストラクターはどうやって伝えることができるのか？　ヨガを生活に生かすには？　五〇〇〇人以上の指導者を育てた著者が極意を伝授。

1700円

▼価格は税別。